誰もが知りたい
ADHDの疑問に答える本

著

ステファン・P・ヒンショー

キャサリン・エリソン

訳

石坂好樹

林 建郎

星和書店

ADHD

What Everyone Needs to Know®

by

Stephen P. Hinshaw

and

Katherine Ellison

Translated from English

by

Yoshiki Ishisaka, M.D.

Takeo Hayashi

はじめに

注意欠如・多動性障害（ＡＤＨＤ）は、いまやありふれた障害になってしまったようです。近年、ＡＤＨＤの診断件数は急上昇しました。親を対象としたある大規模な全国調査では、六四〇万人以上のアメリカの若者が、今や生涯のいずれかの時点で、ＡＤＨＤの診断を受けています。この数は四歳から十七歳までの若者の九人に一人に相当します。こうした診断の数は、ここ十年たらずで**四一％増加**しました。ＡＤＨＤは小児慢性疾患のうち、ぜんそくに次いで二番目に多く診断される病名になりました。

新聞、テレビ、ブログなどは、この障害の流行についてひっきりなしに報道しています。ほとんどの教室にこの診断を受けた生徒が一、二名あるいはそれ以上います。また、ＡＤＨＤは単に子どものみの疾患ではありません。この障害でクリニックを受診する大人も、いまや記録的な数にのぼっています。

ＡＤＨＤは、他の精神疾患以上とはいわないまでも、同程度に激しい議論をひき起こしています。批判のなかには、この障害の存在を否定するものから、子育ての失敗、子どもの怠慢、抑圧的な学校、さらには個性に不寛容な社会に至る、何かにかこつけた言い訳としてけなすものまであります。強力な中枢神経刺激薬を用いた症状の治療については、意見が鋭く対立しています。懐疑派のなかには、ＡＤＨＤを精神科医と製薬会社とが企む金儲けの陰謀とまで表現する人がいます。擁護派は、この障害が十分に確立された生物学的根拠をもつことと、未治療のＡＤＨＤがしばしば人生に荒廃をもたらすことを明らかにした莫大な数の研究のあることを指摘し、反論しています。

あいまいさのために、全般的な混乱が増します。ＡＤＨＤは、多くの場合重度の障害であるにもかかわらず、ある場合にはそれが強みの源ともなりえます。うつ病から統合失調症、そして不安障害から自閉症に至る他の精神障害と同様に、科学者は現在ＡＤＨＤの原因、メカニズム、そして有望な治療法について多くの知見を有します。しかし今日に至るまで、ＡＤＨＤを客観的に診断する方法は確立されていません。

そうこうするうちにＡＤＨＤは、データに圧倒されてますます激しさを増す競争時代を、象徴する存在になってしまいました。情報化時代の夜明け以降、ゆっくりと進化する脳に挑みかかる情報や選択の大洪水をのりきるために、子どもも大人も苦闘してきました。学生たちは、より込み合ったより多種多様な学生のいる教室の中で教育され、より早期により速く好成績を挙げるよう圧力をかけられています。こうした社会や経済の情け容赦のない変化のすべてが、ＡＤＨＤの典型的症状である注意散漫、忘れっぽさ、および衝動性を、ありふれた愁訴にしてしまいました。

　ＡＤＨＤによって男の子が不当に烙印《らくいん》を押されるのではないかとの懸念が、とくに親たちの間では広くゆきわたっています。男の子や女の子のいずれもがＡＤＨＤによって障害される可能性がありますが、男の子のほうが年少でこの診断を受けやすいようです。家庭や教室で、男の子の症状のほうがしばしばより破壊的だからです。今本書を執筆している時点で、小学校卒業までに**五人に一人**のアメリカの男の子が、この診断を受けています。この憂慮すべき統計が、男の子をあまりにも拙速に診断する臨床医がいることを示唆する一方、多動よりもむしろ注意散漫な男の子と同様に、治療の必要な多数の女の子が、精神的、身体的健康へのきわめて長期にわたる有害作用の危険性を有しながら、レーダーの捕捉から逃れていることを示しています。

　しかし、ＡＤＨＤに関するもっとも激しい論争は、この病態に対して強力な薬理的中枢神経刺激薬による治療が普通におこなわれていることに関してです。アメリカの子ども約四〇〇万人にこうした治療薬が処方されていますが、これは現在ＡＤＨＤと診断された子どもの約七〇％に相当します。政府の承認があり、また安全で重度の注意散漫や衝動制御不全を抑制するのに効果的と医師が保証しているにもかかわらず、多くの人がこうした治療の有効性に懸念を抱き、また治療薬が若者の心に害を与えるかもしれないと心配しています。もっと大ざっぱに言えば、多くの人々は、一つの文化として、私たちがいらだたしいほど複雑な社会問題に対処するために性急な解決策に飛びつくことを、恐れているのです。

ごく最近になって、大人も子どもと同様にＡＤＨＤのもたらす影響と格闘していることが、理解されるようになりました。ほんの数十年前には、ＡＤＨＤの症状は思春期までにおさまると、科学者は推測していました。しかしそれ以後、研究者や臨床医は、落ち着きのなさと多動性はほぼ十代のうちに軽減するものの、児童期の症例の半数またはそれ以上で、他のＡＤＨＤ症状（とくに不注意と組織化の弱さ）が成人期まで持続することを示す証拠を提出してきました。今日、科学者はＡＤＨＤの診断基準を満たす大人は約一千万人に達すると評価しており、診断数は急速に増加しつつあります。治療を求める大人が増えるにつれ、彼らは治療薬の新しい大きな市場となりました。若年および中年の女性がこうした処方薬のもっとも急速に拡大しつつある市場となりました。

私たちは、この先数年間、ＡＤＨＤと診断される若者および大人は増加し続けるであろうと予想しています。この傾向を裏づける根拠はさまざまです。しかしもっとも重要な要素の一つは、この障害の認知と受容が着実に増加していることです。さらに、過去二十五年の間に、ＡＤＨＤの診断は、学校への受け入れと学校での特別のサービスのための許可証となりました。それはまたメディケイド（低所得者および身障者が対象のアメリカ医療扶助制度）やその他の保険プログラムからの給付を得ることを可能にもします。一般的な法則として、疾患が明確にサービスおよび基金につながる場合、その診断率はしばしば実際の有病率以上に増加するでしょう。

ＡＤＨＤの有病率が上昇するもう一つの大きな原因は、社会に浸透した、学校、オフィスおよび工場での成績向上への圧力の増加です。しかも、こうした圧力はきっとすぐには消え去らないでしょう。有病率をさらに上昇させているのは、医師がこれまでにみられなかった年少の子どもをも診断していることです。アメリカ小児科学会（ＡＡＰ）のような主要専門医組織は、後年起こりうる機能低下の危険性を回避するために、四歳といった早期から診断し治療を開始すべきと、今や強く主張しています。一方、早期児童期からの教育への関心が全米で高まり、公的教育助成金も増えました。その結果ますます多くの幼い子どもが教育現場で行動を制御することを求められるようになっています。

一方、現在の有病率の増加がいつまでも続くことはありえません。過剰診断やＡＤＨＤ治療薬の濫用に対する懸念が高まり、最終的により厳格な診断手続きが求められ、結果として有病率は下降に転じると、私たちは予想しています。ただ、それが近い将来に実現する可能性は高くありません。

かつてＡＤＨＤは、ほぼアメリカ固有の現象であると考えられていましたが、他の国でも次第にこの病態が気づかれ、診断され、治療されるようになりました。義務教育のあるすべての国で、子どもは次第に診断されるようになり、診断率は世界中で驚くほど類似しています。各国のＡＤＨＤ治療薬処方率もまたアメリカのそれに近づきつつあり、同様の議論を呼んでいますが、アメリカがこの傾向を断然リードしていることに変わりはありません。

治療薬の危険性について批評家が警告する一方、ＡＤＨＤの未治療がもたらす納税者の巨額の損失がますます広く知れ渡りつつあります。治療そして学校の特別教育プログラムにかかる直接の費用以外に、少年司法制度プログラム、物質濫用管理、事故関連費用、大人の生産性低下による巨額の税減少のために、アメリカ国民は毎年数千億ドルを最終的に負担しています。この財政的負担に加えて、個人的および家族的困難に関連したより身近な苦痛があります。ＡＤＨＤと結びついた高い比率の学業不振、同僚からの拒絶、失業、充足されない人生、離婚がそこに含まれます。

ＡＤＨＤの生物学的起源と、ときに破壊的なその影響は、数十年間の研究によって立証され、査読を経て公表された数万におよぶ研究論文によって裏づけられています。アメリカの中心的役割を担う科学研究者らの献身的努力によって、注意、自己制御、および組織化力を司る基礎的な脳機能ならびに最適な治療戦略とその奏効の背後にあるメカニズムが明らかにされてきました。それにもかかわらず、アメリカ世論は、ＡＤＨＤの性質と病態のみせかけの流行の原因をめぐって鋭く対立し続けていますが、そのほとんどはしばしばちゃんとした情報に基づいておらず混乱したものです。

十分に考慮された答えを必要とする正当な疑問がいくつか現れました。たとえば、注意障害と診断される児童数が段階的に増加している事実は、標準化されたテストのための詰め込みの勉強をするので、子どもに何時間もじっと坐り続けることを強いる教育システムに広汎な問題があることを指摘しているのではないでしょうか。少なくともいくつかの例で、親（または大学生や従業員）はそのシステムをだしぬくための便宜として診断を利用してはいないでしょうか。新たな処方数の増加は、この障害ではないのになんらかの優位さを保とうとやっきになっている大学生や高校生が、学習補助手段としてのＡＤＨＤの治療薬を使用することも含めて、薬物濫用を助長することになっていないでしょうか。

こうした正当な懸念は、無知と懐疑といっしょになって、この障害に苦しむ人々が背負う汚名という重荷を増加させせます。すべての精神障害は、恥辱と差別を生じさせます。しかしADHDの信憑性への疑問は、あまりにもしばしば助けを求める人々への非難につながります。しばしば治療薬は松葉杖とみなされたり、家庭内葛藤、学業不振、あるいは全般的な社会問題などを覆い隠すための化学的絆創膏とみなされたりします。そのため、本当に助けを必要としている多くの個人や家族が、治療薬を求めてきませんでした。

言い換えれば、批評家に説得され、あるいは論争におびえて、多くの場合ADHDは**診断されず、治療されず**にいるのです。なかには診断をまったく避ける人々もいれば、しつこい宣伝で販売される野放しのサプリメント、特別学校、カウンセリングが構成する「ADHD産業複合体」と私たちが呼んでいる迷路に入り込み、お金と大切な時間をいとも簡単に失ってしまう人々もいます。

同時に、ADHDは確実に**過剰に診断**されてもいます。その理由の一端は、利用可能な政府扶助が増加していることにあります。この変化により、かつてないほどの数の貧困な子どもがADHDと診断されました。これによって助けられた子どもがいる一方、あまり助けとはならなかった子どももいます。加えて、新たな世紀の生活はいっそう競争的になり、社会人や多くの学生をはじめとする多くのアメリカ人が、集中力を高め睡眠時間を短くできる丸薬を利用し、他よりも優位に立とうと試みています。心配した親や不道徳な大人を含む多くの人々が、診断を手に入れるために症状を積極的に水増ししています。それ以上に多くの人々が、丸薬を違法に購入できます。

過剰診断に油を注いでいるのが、診察室で一五分以内に済ませるＡＤＨＤ評価法です。その評価法の多くは、専門外の人々によって作られたものです。正確な診断に必要な一連の検査を実施すべく訓練を受けた、もっともちゃんとした専門医ですら、十分な診療報酬が得られないために診察を急いで終わらせている状態にあります。医学界および私たちの社会全般がＡＤＨＤの評価をもっと真剣におこなわない限り、そのツケは全員にまわってきます。

以上のような理由から、この本の目的は、ＡＤＨＤに関する過剰な議論が生じる対立を克服し、教育者、政策立案者、医療従事者、親、そして一般大衆へ向けて、率直な意見と健全なガイドラインを提供することです。本書はＡＤＨＤの中核症状、生物学的原因と症状形成の力動、性、多様な人種集団、アメリカの州、および各国の間での出現率の差を説明します。ＡＤＨＤの性質に関するもっとも注目すべき最新の科学的発見のいくつかを詳しく紹介し、子どもおよび大人がこの障害にどのように罹患するか、そして脳の発達にともないＡＤＨＤの性質がどのように変化するかを解説します。また、学校の教育方針および成績向上への圧力が、どのようにして今日の診断率急上昇を促進しているかについても言及します。そして、薬物療法、心理社会的療法、およびこの障害に苦しむ子どもを、親や教師が援助できるための実際的な情報を含む、治療介入戦略の手引きを提供します。また、信頼できる評価と治療計画を助言できる専門医の選び方も教えます。それと同時に、ＡＤＨＤについて考えるときには、基底にある生物学および社会文化的影響力の両方を考慮に入れなければならないことを私たちは強調します。これはあれかこれかではなく、両方ということです。

本書（原題：*ADHD: What Everyone Needs to Know*）は、ＡＤＨＤおよび精神保健全般に関する国際的権威であるカリフォルニア大学心理学教授ステファン・ヒンショー（Stephen Hinshaw）と、ピューリッツァー賞受賞ジャーナリスト兼作家で近年ＡＤＨＤに関する執筆や講演に重点を置いて活動するキャサリン・エリソン（Katherine Ellison）との共同作業による成果です。私たちは、ともにこの課題に関する豊富な個人的および職業的経験を有しています。ヒンショーは、重度であるが誤診された精神疾患に罹患したすばらしい父親の下で育ちました。彼は、児童期の精神保健と治療に関連する生物学的要素、家族に関連した要素、学校関連の要素の組み合わせの理解を一生の仕事としてきて、この分野で多くの著作を出版してきました。彼の最近の著書 *The ADHD Explosion: Myths, Medication, Money, and Today's Push for Performance*（Ａ

ＤＨＤの爆発―神話、薬物治療、金および今日の業績促進への圧力―）は、同僚のリチャード・シェフラー（Richard Scheffler）との共同執筆です。エリソンは、本人が大人になってＡＤＨＤと診断され、またその息子もＡＤＨＤと診断されています。彼女は過去十年間ＡＤＨＤ、他の学習障害、神経科学の進展、教育方針などについて調査し、執筆活動を続けてきました。彼女の著書のなかでも代表的なものは、*Buzz: A Year of Paying Attention*（ざわけき―注意して聞く年―）です。

読者の理解に資するため、本書の各章に内容を要約した結論として、「まとめ」と題した欄を設けました。また、読者には以下の全般的かつ鍵となる要点を念頭に置いていただければ幸いです。

- **ＡＤＨＤの診断は、教育的旅路の起点を示します。人によってはこれを強制的行進と呼ぶかもしれませんが、なによりも必要なのは偏見のない心です。**精神障害の遺伝的、生物学的原因について現在多くの科学者が多くのことを理解しているにもかかわらず、これらの障害は早期児童期の経験を背景にして現れ、臓器不全、損傷、および感染症よりもずっと定義や治癒が困難であり続けています。ＡＤＨＤをとりまく行き過ぎた論争と誤った情報を考えれば、この障害についての作り話と事実の区別は容易なことではありません。

• **精神障害が単独で発症することは稀です。むしろ合併症をともない発症するのが典型的です。合併症（comorbidities）[*]とは、関連する病気を意味する高級な用語です。**ＡＤＨＤにより生じる、あるいは共存する重い合併症には、不安、うつ病、反抗的行動、学習障害、トゥレット症候群などがあります。成長につれて、物質濫用、摂食障害、自傷行動など、他の障害や問題も現れて共存する可能性があります。これら付加的障害や問題が、結果的にＡＤＨＤの中核的障害を隠してしまいかねず、そのためかなりの注意と追加の治療が必要となります。

• **ＡＤＨＤの世界では、生物学が環境と真正面から向き合います。**ＡＤＨＤの生物学的由来に疑問はないものの、症状の性質と重症度は、家族や教室や同僚集団の内部での相互作用のなかで現れます。特定の症状が特定の家族、学校、および仕事に重大な障害をひき起こすことがありますが、別の状況ではそれほどでないかもしれません。そのため、私たちは個人の基底にある生物学的原因だけでなく、その個人の生い立ち、社会的関係、職業、そして学校あるいは職場で受けている支援のレベルを常に考慮しなければなりません。

• **学校の方針と圧力を無視してＡＤＨＤの議論は成り立ちません。**注意の集中、自己制御、そして学業成績への要求が複合的に増加する学校教育の初年度にＡＤＨＤの諸症状が主として問題化するのは、当然のことといえます。

- **最後に、「あの人はＡＤＨＤと診断された」という代わりに「あの人はＡＤＨＤだ」ということは、その人を非常に変わりやすいパーソナリティの一面に還元してしまう大いに誤解を招く一刀両断的なやり方です。**言い換えれば、疾患にラベルを貼るのはかまわないけれども、人にラベルを貼ってはいけない、ということです。もはや私たちは、個人を「自閉症の人」あるいは「統合失調症の人」あるいは「躁うつ病の人」とは呼びません。そこには正当な理由があります。精神障害のもたらす結果に対処している人々に本当に共感するために、疾患とその人を分ける必要があります。私たち筆者が本書および関連する職業的努力を通じて強く望むことの一つは、社会が精神疾患に汚名を着せるさまざまなやり方を明らかにすることです。そのなかには、微妙な冗談、引き下げられた期待、差別的方針などがあります。そしてもっとも有害なのは、精神障害者とラベルを貼られた人々がこうした固定観念を信じてしまい、絶望し、努力を放棄する傾向です。ＡＤＨＤという障害を抱えるだけで十分に困難なのですから、支援なしに毎日をＡＤＨＤと過ごすことは耐えがたいものになりかねません。

＊（訳注）日本語で合併症は、高級な用語ではありませんが、comorbidity は通常の辞書に載らない専門用語で、日常的な用語ではないようです。

他の「〜について誰もが知っておくこと（*What Everyone Needs to Know*®）」シリーズ同様、本書は、百科事典よりもむしろ簡単なガイドブックの提供を意図しています。ＡＤＨＤの多くの特定の側面のもっと徹底した資料は、巻末の文献欄で見つけることができます。私たちの意図は、もっとも信頼できる最新の利用可能な科学的知見の概説を提供し、苦しんでいる人間の潜在力あるいは希望を読者に思い起こしてもらうことにあります。

もくじ

第Ⅱ部　対策

第Ⅰ部　現実を直視しましょう

第一章

ＡＤＨＤとは何ですか、そして
なぜ関心をもつべきなのでしょうか

簡単に言えばＡＤＨＤとは何ですか

注意欠如・多動性障害（Attention Deficit Hyperactivity Disorder）の頭字語であるＡＤＨＤは、神経発達障害の一つで、それによって注意散漫、忘れっぽさ、衝動性、そして場合によってはソワソワしたり歩きまわったりする落ち着きのない過剰な身体運動が生じます。

つまり、ＡＤＨＤは簡単な定義にはなじみません。ＡＤＨＤは多様な起源と力動をもつ複雑な病態で、その人ごとにまた一人の生涯を通じて、際立って異なる形をとります。しかし、一つの基本的通例として、ＡＤＨＤは典型的には児童期に発症します。もっとも、人によっては、その多くが女の子ですが、十代あるいは大人になるまで、認識も診断もされないかもしれません。

ＡＤＨＤは、いつも注意が不足することあるいはそわそわすることが問題なのでなく、むしろ**注意と行動をうまく制御できない**問題なのです。ＡＤＨＤをもつ人々のふるまいは、一時間、一日、一学年（または仕事年度）のうちで、ときには劇的に変化します。実際ＡＤＨＤをもつ多くの人は、今していることに本当に興味をもつ場合、極度に強く、強迫的といっていいほどそれに集中することがあります（「過剰集中」として知られる現象）。

うつ病、不安症、その他の精神疾患、さらに高血圧症と同様に、ＡＤＨＤはスペクトラム障害です。軽度あるいは中度の症状がいくつかあっても、診断基準を満たさない場合があります。皆とはいわないまでも、私たちの多くは、少なくともときには気がそれてしまったり、そわそわしたり、衝動的になったりします。とくに疲れたときやストレスが過剰になったときには、それが顕著に現れます。症状が臨界度に達し、たとえば家庭と学校といった一つ以上の状況で障害が生じた場合のみ、ＡＤＨＤと診断できます。一貫した自己制御が強く求められる教室や事務所内での圧力が増える状況下では、この障害は大きなハンディキャップになりかねません。

中核症状は何ですか

もっとも一般的で問題となるＡＤＨＤの症状は、忘れっぽさ、注意散漫、集中の欠如、落ち着きのなさ、そして衝動性です。他の人たち以上にＡＤＨＤをもつ子どもや大人は、事態の推移を持続的にたどったり会話を継続することにしばしば困難を抱えています。彼らは関心のもてない仕事をやりとげずに先延ばしにし、またしばしば大急ぎで雑な仕事しかしません。そして、その仕事内容は彼らの有する技量や才能を反映したものではありません。宿題、サングラス、そして鍵を置いた場所を忘れます（学年の終わりに、この障害をもつ子どもの親が、期限の過ぎた何カ月も前の宿題が、カバンの中にしまい込まれているのを発見することがよくあります）。彼らはしばしばせっかちで、たやすく退屈し、不注意のように見え、（多くの場合）意図せず無作法です。ＡＤＨＤをもつ人は、しばしば他の人には明らかな危険を無視し、進んであるいは知らずに、社会的規範を無視します。また、他人が話しているのをさえぎり、多肢選択のテストで最初の答えを衝動的に選択し、よその子どもの誕生日会でろうそくを吹き消すかもしれません。

ＡＤＨＤの特徴的な問題は、二つのグループに分類されます。第一のグループは、不注意と組織化困難の症状であり、第二のグループは、多動性と衝動性に関する症状です。第一グループの症状のために、ＡＤＨＤをもつ人は他人の発言や行動に本当に気を配っていないかのように見えます。しかし問題は、会話の脈絡をたどれていないことにあるようです。その会話が、教師や上司の指示であれば、とくに大きな問題が生じるでしょう。第二グループの行動のために、患者は自己中心的で、向こう見ずな、狂乱した人物であるかのように見えます。しかし後の章で詳述するように、注意散漫、刺激追求、および過剰な運動と関連するこれらの行動は、実際には退屈を回避し、長期的利益に思慮深く集中するよりも目下の満足を重視する脳の補償するさまざまな手段を反映しているのかもしれません。

臨床医は、ＡＤＨＤには三つのタイプあるいは「病型」があるといいます。集中の維持および気を引く刺激の無視が難しい**不注意型**、慢性的な落ち着きのなさと衝動性の抑制に問題のある**多動－衝動型**、そしてその名のとおり、二つの病型の症状をあわせもつ**混合型**です。ＡＤＨＤを研究する科学者は、この障害をもつ人々の大部分は不注意型であると考えています。しかし、診断される患者のほとんどは混合型です。その理由は、多動の子どもや大人のほうがぼんやりした夢想家よりも明らかに目立つし、またしばしば周りを悩ませるからです。そしてこの不注意型は、教師、親、伴侶、あるいは上司が問題を察知し、患者に受診を勧める確率が高いようです（典型的には純粋に多動－衝動型と診断されるのは、ほとんどが前学齢期の子どもです。その後成長とともに学校での課題により注意深く取り組むことが求められるにつれて、彼らは通常不注意と衝動性の混合型と診断されるようになります）。

『精神疾患の分類と診断の手引（ＤＳＭ）』は、アメリカの精神保健専門家が用いる公式ガイドブックです（詳細は第四章を参照）。そこではＡＤＨＤの不注意に属する多様な典型的症状を以下のように列挙しています。気が散ることおよび忘れっぽさ、不注意な間違い、そして指示を聞いているとき、課題に取り組むとき、および物事を整理するときに注意を集中し続けることの困難です。この一連の症状をもつ人々は、多くの作業を必要とする課題を避け、彼らが置いた物の場所を忘れる傾向にあります。多動－衝動型には、過剰にそわそわ、床や机をたたく、じっと坐っていられない、走りまわる（大人の場合は気持ちが落ち着かない）、過剰なおしゃべり、だしぬけに答える、自分の番を待てないといった症状が含まれています。

年少児（前学齢期から小学校低学年まで）にとっては、典型的には同年代の他の子どもと比べ、過活動で親や教師に反抗することが中核の問題となります。小学校高学年になると、ＡＤＨＤをもつ子どもは教師の話に耳を傾けることや、段々複雑になる教師の指示に従うことが困難になります。加えてこの年齢には、仲間との衝突が増えます。一日のうちで授業ごとに教室や教師を変えねばならない中学校・高校では、組織化が難しいＡＤＨＤをもつ子どもは不利な状態に置かれかねません。なんとか大学に入学できたＡＤＨＤをもつ人々は、猛烈に学力達成を要求されることに圧倒されるでしょう。成人期には、仕事上で要求される事物の管理や密接な人間関係における問題が、しばしば前面に出るようになります。

科学者は、ＡＤＨＤをもつ人々が二種類の基本的認知技能に関する課題に悪戦苦闘することを見いだしました。その技能は**作業記憶**とその他の**実行機能**です。作業記憶は、私たちが休みなく利用するきわめて重要な技能です。この技能は一度に二つ以上の事柄を記憶にとどめておくことに関わっています。行き先と行く方法といった基本的な事柄を記憶する技能です。作業記憶の不全が、ＡＤＨＤをもつ子どもの多くが複数の段階のある指示、たとえば、「歴史の教科書を出して、三八ページを開き、最初の三節を読みなさい」といった教師の指示に従えない理由です。作業記憶不全は、なぜ冷蔵庫の扉を開けたのかを思い出そうとしたり、会話の筋道を追うといった日常生活のもっとも簡単な課題の最中に、困惑を生じさせます。作業記憶不全は、学業不振の有力な予測因子であると同時に、自己評価を脅かす主な原因でもあります。

実行機能とは、より広汎でより精巧な一連の技能を意味します。先のことを考え、計画し、組織化し、戦略を立て、誤りをただし、他人の感情を認識し、それに従って行動するなどの、この世でうまくやっていくための必要不可欠な技能です。実行機能不全は、ＡＤＨＤと診断された子どもや大人が、ともになぜあれほど多くの社会的問題や生活管理面の困難を抱えるのかを説明するのに役立ちます。彼らは、約束の場に行くのを忘れたり遅れて現れたりする、親密な友人や親戚の誕生日や他の重要なイベントを忘れる、即座の報酬を得るために強い誘惑に負ける、期限どおりに請求書を支払いそこなう、計画を完了させるのに四苦八苦するといった問題を示します。

興味深いのは、ＡＤＨＤの診断基準を満たす人のなかには、作業記憶あるいは他の実行機能に大きな問題を抱えていない人もいることです。そうした人々の不注意で衝動的な行動は、異なる種類の脳の基盤をもつと思われます。それは、動機づけの欠如あるいは出生前合併症による早期の脳障害と関連しているかもしれません。彼らはせっかちで衝動的ではあるものの、それは実行機能の関与する基本的問題によるのではありません。ここで学ぶべきは、ＡＤＨＤが単一の疾病単位ではないことです。出生前や早期に始まっているさまざまな脳の領域に関与する複数の経路があり、それらは、類似した中核症状群と機能障害をもつ一群をもたらす可能性があります（第三章で、この複雑な病態の原因と力動についてさらに詳細な議論をおこないます）。

要約すると、ＡＤＨＤはある年齢層に属する個人にふさわしい標準をはるかに超えた行動のパターンによって定義されます。そのパターンとは、忘れっぽく、ときに無謀で、明らかに軽率な、ほとんどの場合組織化されず一貫性のない様式です。こうした行動様式が例外なく非生産的なのではありません。後述するように、ＡＤＨＤの診断基準を満たす人たちのなかには、著しく革新的で創造的な人々がいます。しかし残念なことに、重度のＡＤＨＤの症状をもつ人々は、日常生活の要求に順応することが著しく難しく、繰り返される失敗、きわめてやっかいな人間関係、打ちひしがれた自己像が際だつ人生を送ることが多いのです。

ＡＤＨＤは注意の欠如が基本でしょうか、それとも自己制御の欠如がより基本的な問題でしょうか

一九八〇年以降、この複雑な症候群の名前に「注意欠如」という用語が付け加えられました。しかしこの用語は、この症候群に含まれるであろう問題の記述の出発に過ぎませんでした。一つには、さまざまな形態の注意があることです。たとえば長期にわたる**注意の持続**や何かを選んでそこに焦点を当てる**選択的注意**があります。ＡＤＨＤをもつ人々は彼らにもっとも影響している注意の障害の種類に関して違っているかもしれません。

その上重要なことには、注意にもっぱら注目することによって、私たちはもっと重大な自己制

御の障害の存在の可能性を見逃しているかもしれないと強く主張する専門家がいます。その障害とは、意志力、自己修養、あるいは満足感を遅らせる能力として知られる自己制御の欠如です。過去数十年にわたる豊富な研究成果によって、この基本的な技能が生涯続く失望を避けるだけでなく、成功を収めるためにも、重要であることが確認されてきました。

これらの領域のきわめて重要な試験が、現在コロンビア大学に在職している心理学者ウォルター・ミシェル（Walter Mischel）によって一九六〇年代初期に考案された、有名な「マシュマロ・テスト」です。ミシェルらは前学齢期の一群の子どもに以下のような選択肢を提示しました。子どもは今すぐならマシュマロ（あるいはその他の好物）を一つだけ食べることができる。しかし、試験担当者が部屋を離れている間の一五分待つことができれば、マシュマロを二つ食べられる。彼らのおこなった追跡調査は、満足感を先延ばしにして二倍の報酬を得た子どもは、成人期に達して良い転帰を示しました。つまり、ＳＡＴ（学力検査）の得点がより高く、学業成績はより優秀で、そして予想どおり、肥満率はより低いのでした。

ミシェルらは、すぐに得られる報酬（マシュマロ、タバコ、派手な買い物など）を先延ばしにしようとするすべての子どもや大人には、脳に衝動性と抑制という対立する傾向があり、その間に葛藤が存在すると主張しました。私たちは、長期的目標を追求しようとすると、適切な判断のためにもっとも衝動的な本能を抑制し、頭を冷静にする方法を見いださねばなりません。これを常にうまくやりとげる人は、より安全で、幸福で、健康で、成功に満ちた人生を送る傾向にあります。

ＡＤＨＤをもつ人々の多くが、衝動を制御する人々に比較して、より多くの困難を経験しています。彼らは、友人関係での問題、交通事故、薬物濫用、ギャンブル、そして夫婦間の争いといった、さまざまな記録に残るに十分な困難に巻き込まれます。このことが、著名な心理学者で、一流のＡＤＨＤ研究者であり理論家であるラッセル・バークレー（Russell Barkley）をはじめとする幾人かの専門家が、この障害の中核的問題は、注意よりもむしろ衝動制御の問題にあると、強く主張する理由です。バークレーは、反応を制御また抑制する能力に欠ける人々は、作業記憶や長期的計画立案などの基本的実行機能を展開する機会すらとらえることができず、代わりに以前に報酬を受けたあらゆる反応のなすがままになる、と説きます。かくして彼の見解では、注意や集中が一次的問題である人々（つまりＡＤＨＤの不注意型をもつ人々）は、もっとも重い問題が衝動性である人々とは基本的に違う病態を有するのです。

ＡＤＨＤの中核的問題に関するもう一つの視点が、精神科医でアメリカ国立薬物濫用研究所（ＮＩＤＡ）の所長のノラ・ボルコウ（Nora Volkow）の先駆的研究によってもたらされました。

ボルコウは、ＡＤＨＤはつまるところモチベーションの欠如であると強く主張し、これを「興味障害（interest disorder）」と名づけました。彼女のこの主張は、少なくとも一部のＡＤＨＤをもつ人々が生理学的に低覚醒にあることを示す脳スキャンの知見に基づいています（これについては第三章で詳述します）。この低覚醒が、なぜ彼らが即時的報酬の神経回路の刺激（neural boost）に慢性的に引き寄せられ、重要な技能の開発に不可欠な長期的作業には消極的であるのかを説明する助けとなります。ＡＤＨＤの寝ぼけた脳という理論的枠組みは、なぜこの障害をもつ多くの人々がそわそわして落ち着きがないかを明らかにしています。つまり、継続的活動は覚醒状態を維持する悪戦苦闘の一部かもしれないのです。一部の専門家は、このモデルを用いてなぜＡＤＨＤをもつ多くの人々が他人をいらいらさせるかを説明しています。彼らは、衝突によって活力を得るために、他人をからかい、挑発し、要求し、ことさら怒らせているのかもしれないのです。

もう一つの欠如領域は、ＡＤＨＤをもつ人々が時間管理と組織化技能に関わる問題を抱えやすい傾向と関連があります。彼らは課題達成までの時間を非常に少なめに見積もるため、その最終的成果は自らの意図や才能からみるとはるかに低いレベルにとどまります。彼らはまた会合や約束の時間には遅れ、自分の子どもの演奏会にすら遅れて現れることがしばしばあり、そのため信頼のおけない、無神経な、思いやりのない人物と思われてしまいます。作業を終えても、でき上がったものを失くしたり、提出を忘れたりするため、彼らが実際に最善を尽くしたとしても、責任感のない人物とみられてしまいます。

私たちが、ＡＤＨＤは複雑と表現した意味を理解していただけたでしょうか。簡潔にＡＤＨＤを定義しようと試みることは可能かもしれません。しかし、ＡＤＨＤに関連する基本的問題の性質を理解するには時間が必要です。それらの問題はＡＤＨＤと診断された人それぞれの間で劇的に異なりますし、環境の違いによっても、また一日かあるいは一年の期間中にも違った影響を与えるからです。

しばしばＡＤＨＤに属するとされる症状は、たんに幼い子ども（とくに男の子）に典型的な特徴ではないでしょうか

これは悩ましい質問です。確かに多動で衝動的な行動は、幼児や前学齢期の子どもにみられます。子どもが、社会化され脳が成長するにつれてわずかばかりでも自己制御を獲得するには、長い年月を要します。自己調整と実行機能にとって決定的重要性をもつ脳の前頭領域は二十五歳前

後まで完全に成熟しないことがわかったのはごく最近です。このことは、児童期そのものとくに男の子の児童期を病的なものとしているのではないかといった正当な懸念を生じさせます。男の子の脳は一般に女の子の脳に比べ発育が遅いからです。

以上のように、ＡＤＨＤは自閉症に比べるとまったく違った様相を呈します。乳児期の抱かれることへの抵抗あるいは視線を合わせることの回避、幼児期の言語発達の遅れ、そしてやや年長の子どもの奇妙な対象への強迫的関心などの自閉症に特徴的な症状は、発達的に異常として際立つ傾向があります。ＡＤＨＤと関連のある行動パターンがまったく異常でないことが、ＡＤＨＤの診断を一層やっかいにしていますが、診断のためにはまさしく不可欠のものです。第四章で述べるように、資格を有する心理士や精神科医、あるいは十分な訓練を受けた小児科医であれば、児童期の典型的な行動様式と、極端な障害をもたらす可能性のあるＡＤＨＤの症状は判別可能であるはずです。しかしそれは、彼らが周到な評価のために、あくまでも科学的根拠に基づくガイドラインに従う場合に限ります。

ＡＤＨＤとＡＤＤの違いは何ですか

簡単にいってしまえば、違いはありません。注意欠如・多動性障害（ＡＤＨＤ）は比較的新しい名称（一九八七年以降）で、以前は注意欠如障害（attention deficit disorder：ＡＤＤ）と呼ばれていました。

ここで、簡単にその背景にふれます。この問題で混乱している人は多いのですが、それも当然なのです。以下に歴史について詳しく述べるように、過去一世紀にわたって臨床医はＡＤＨＤを診断してきましたが、この障害はその間に六つ以上の名前を与えられてきました。集中（具体的には集中の問題）に臨床医が焦点を絞り始めたのは、一九八〇年に生じたパラダイムシフト以降でした。そのとき、この障害は注意欠如障害（ＡＤＤ）と改名されたのです。

この新しい名称は、罹患した子どもの内面により同情的な視点を反映しています。この視点はもともとカナダの心理学者ヴァージニア・ダグラス（Virginia Douglas）が提唱しました。一九六〇年代初頭に、ダグラスはモントリオール小児病院の外来クリニックで集中力の著しく欠如した子どもの診察を始めました。彼女は、とりわけ衝動を制御できず、拙速に宿題を終わらせ、うかつな誤りを犯し、ののしり、ケンカをし、廊下を駆けまわる男の子に興味をもちました。やがてダグラスは、注意力維持の障害が衝動的行為の原因との学説を立てました。この視点は、一九八〇年代を通じて診断と治療が可能な子どもの数の著しい増大に寄与しました。このときから、ＡＤＤはこの障害の不注意型および多動－衝動型の双方の形態を包括する用語となったのです。

しかし一九八七年、精神保健の公式手引である『精神疾患の分類と診断の手引（ＤＳＭ）』の改訂版は、再びＡＤＤを、多動を含んだ用語ＡＤＨＤに変えました。以来この公式名称は好んで用いられていますが、依然として多くの著述家、講演者、および臨床医が「ＡＤＤ」の名称をこの障害を表すために用いています。その一方、不注意型のＡＤＨＤを特別に示すために「ＡＤＤ」を用いる人もいます。

本書ではＡＤＨＤを用い、それが的確で正しい名称なので、読者にもそうすることをおすすめします。しかし私たちは、名称が再び変更されないと保証することはできません。実際に、この障害を抑制欠如障害（inhibitory deficit disorder）とすべきである、あるいは基底にある問題をより的確に定義すると思われる他の用語をあてるべきではないかと考える科学者もいます。当面は読者は、ＡＤＨＤがたんに注意散漫を意味するのではなく、広範囲にわたる基底にある欠如と障害を意味する用語であることを念頭に置いておいてください。

ＡＤＨＤを深刻にとらえねばならない納得のいく理由は何ですか

ＡＤＨＤをもつ子どもを多年にわたり観察した長期経過研究が、この質問に対する大変重要な回答を与えてくれます。十五年、二十年、そして三十年にわたる追跡研究から得られた結果は、希望のもてるものではありません。複数のチームによる調査では、ＡＤＨＤをもつ人々が、ＡＤＨＤをもたない対照群の人々に比べ、薬物やアルコール、十代の妊娠、自動車事故、自殺未遂、性病罹患、そして警察沙汰などに関わる問題を一般の人より短命であるにもかかわらず、有意に多く抱え経験することが明らかになっています。そして平均して、親しい友人の数が少なく、満足のゆく結婚の数が少なく、不定愁訴の数が多いことが判明しています。とくにヒンショーのチームは、女の子および若年女性に特異的な特筆すべき障害を報告しました。これについては後述します。

まとめ　ＡＤＨＤの本質

ＡＤＨＤは驚くほどよくある行動障害です。その中核症状は、注意散漫、集中の維持困難、衝動性であり、場合によっては落ち着きのなさと多動性を含みます。重症度は、個人差、日内変動、要求の難度に依存しますが、多くの状況で重大な能力の低下をもたらします。とくに長時間坐り続けてさまざまな課題を上手にあつかうことを求められる従来型の学校や職場環境などでは、それが顕著になります。ＡＤＨＤは新しい病気ではありません。重度の注意散漫や自己制御の不全は、人類の歴史を通して存在してきました。しかしアメリカのＡＤＨＤ有病率は、近年急上昇しました。その原因の少なくとも一部は、私たちが学業および職業での成績向上を途切れることなく求めることです。

第二章　ＡＤＨＤはどの程度広まっているのでしょうか

アメリカの現在の大人と子ども双方のＡＤＨＤ有病率はどのくらいでしょうか

この質問に答える前に、病態の実際の有病率と診断された有病率との違いを明確にしておきましょう。ＡＤＨＤの**有病率**とは、文字どおり本当にこの障害をもつ人の全人口に対する割合です。それに対して、**診断された有病率**（diagnosed prevalence）は、すべての診断が正確かどうかにかかわらず、臨床医によって診断された人の割合を意味します。

ＨＩＶ感染症のような特定の生物学的検査によって検出できる身体疾患の有病率は、比較的容易に確定できます。ただし、クリニックを受診した集団だけではなく、一般集団から標本を抽出することが条件となります。しかし精神障害では、有病率も診断された有病率も、算定はやっかいな仕事です。客観性をもつマーカーがないため、件数は過小にも過大にも報告される危険性があるからです。過小報告は、潜在的患者（またはその家族）の烙印《らくいん》への恐れ、あるいはこの病態の診断能力のある医療専門家の不足によるかもしれません。反対に過大報告は、拙速でぞんざいな診断、業績達成への圧力の増加、処方薬によって利益を得ようと望む人々の存在によって生ずるかもしれません。

本書で詳細に述べるように、誰が診断され、誰が診断されないかには、多くの要因が関わります。つまり診断された有病率はＡＤＨＤの有病率を正確に表す指標としては、不完全かもしれません。しかし、診断率の増加は、障害の認知度の広まりだけでなく、人々が役立つ便宜を求めるように促す行政の政策をも含めた、医学的あるいは社会的変化を反映しているのかもしれません。以下に述べる統計について考える際には、こうした問題点を念頭に置いてください。

「はじめに」で述べたように、アメリカ疾病管理予防センター（ＣＤＣ）が二〇一一年から二〇一二年にかけておこなった入手可能なもっとも新しい調査結果によれば、四歳から十七歳までのアメリカの子どもの一一％が、その年齢までのいずれかの時点で、ＡＤＨＤと診断されています。この数字は、アメリカの子どもおよび青年の約六四〇万人がＡＤＨＤを抱えていることを意味します。大人については、これに匹敵する公式の統計数値は入手不可能です。これは、歴史的にＡＤＨＤは主に児童期の障害と考えられてきたからです。しかし今日、臨床医の意見および民間の調査は、診断を受け治療薬を処方された人数のなかでもっとも急速に増加した人口区分は大人であり、なかでも大人の女性の数がとくに急増中と報告しています。調査を実施した研究者は、ＡＤＨＤと診断された子どもの半数あるいはそれ以上が、成人期に達しても重大な障害をもたらす症状をもち続けると見積もっています。ここから、大人の五％強がこの障害に罹患していると推測できます。これによると全米の大人約一千万人がＡＤＨＤを抱えていると算定できます。

ＡＤＨＤの有病率はどのくらいすばやく増加しているのでしょうか。そしてそれはなぜですか

簡単にいえば、**本当にすばやく**です。「はじめに」では、過去十年間にＡＤＨＤの診断は四一％以上増加したと述べました。ここで少しばかり最近の歴史が、この驚くべきニュースの背景を理解するのに役立つでしょう。

現在ＡＤＨＤとして広く知られる障害の診断率は、一九六〇年代に本格的に増加し始めました。この時代の画期的な出来事は、現在のＡＤＨＤとして知られている障害に苦しむ子どもに対して、リタリン（Ritalin）（二〇〇〇年以降はコンサータ〔Concerta〕）その他の商品名で販売されていた中枢神経刺激薬のメチルフェニデート（methylphenidate）の使用が初めて承認されたことです。落ち着きのない自分の子どもが学校で集中するのを助けるどうやら簡単な治療があると、親が認識するやいなや、診断への要求はかなりの程度増加しました。

この当時、科学者は約一％の子どもがＡＤＨＤと診断されていると評価しました。もっとも、この主張の正確さを確認するための信頼できる全国的調査はまだ存在しませんでした。それに続く数十年間の診断率の増加はもっと確かなものです。増加の理由はさまざまですが、その一つは、一九八〇年に新たな診断名であるＡＤＤが最初に、次に一九八七年にＡＤＨＤが導入されましたが、それらが新しくもっと広い診断基準をもたらしたことです。診断率増加のもう一つの要因は、コミュニティ・サポートグループの出現でした。そのなかには、のちに全国規模で精力的にロビー活動をおこなう「ＡＤＤをもつ子どもと大人の会（ＣＨＡＤＤ）」になるグループもありました。ＣＨＡＤＤやその他類似のグループについては第六章で詳述しますが、大事な点は、こうしたグループが一九九〇年代初頭、ＡＤＨＤの認知を効果的に広めるのに役立っただけでなく、いくつかの主要な政策の転換に触媒として作用したことです。

　こうした新しい動きの一つが、一九九一年の障害者教育法（ＩＤＥＡ）の再承認でした。この連邦政府の特殊教育に関する法律が最初に制定されたのは、一九七五年でした。再承認後、ＩＤＥＡは特別なサービスと便宜が供与される資格を有する診断名にＡＤＨＤを含めました。ほぼ同時期にメディケイドの適用範囲が拡大され、ＡＤＨＤのような行動障害を含む、より多くの児童期の病態がその対象となりました。またアメリカの最高裁判所は、補足的所得保障制度（ＳＳＩ）による給付金対象にＡＤＨＤ患者を含めるよう裁定しました（ＡＤＨＤの程度が重症であり、患者が認知あるいはコミュニケーション、および社会的・個人的機能に障害のあることが文書により証明されることが条件になっています）。こうした特別な待遇が一因ともなり、ＡＤＨＤは一九九〇年代半ばまでに、アメリカの五％以上の子どもおよび青年がこの病態の診断を受けていると見積もられるほど、一般的となりました。

　その後二、三年のうちに、数百万のアメリカ人が情報を得るためにインターネットを利用し、家庭にいながらＡＤＨＤについて学べるようになりました。もう一つの一九九〇年代後半に起きた重要な変化は、消費者に直接訴えるＡＤＨＤ治療薬（その他の向精神薬や医薬品を含む）の広告が、雑誌、テレビ、ウェブなどに出現したことです。従順に宿題をする快活な子どものまことしやかな写真を見て、いらいらして注意散漫なわが子がその診断に該当するかどうかを確かめるよう、多くの親が促されたと考えるのは当然のことです。

後で詳しく述べますが、一九九〇年代の非常に重要な展開が、全国のＡＤＨＤ有病率増加を後押ししました。それは、地区のテスト成績に基づいて学校への助成金を支給する国策が決まったことです。二〇〇一年、ジョージ・W・ブッシュ（George W. Bush）大統領の署名で「落ちこぼれ防止法（No Child Left Behind Law）」が成立しました。この連邦法により、以前には類似の法律がなかった州にも、この法律が適用されるようになりました。

診断率増加のもう一つの原因は、調査報告の精度が上がったことです。二十一世紀の変わり目に、ＣＤＣ（アメリカ疾病管理予防センター）は、ＡＤＨＤや自閉スペクトラム症のような、行動および神経発達障害の追跡調査を開始しました。この追跡調査では、全米でおよそ十万の代表的家族を対象にした大規模な定期的調査である「子どもの健康に関する全国調査」にいくつかの質問事項が追加されました。それらのなかに、医師またはその他の医療提供者が親に、当の子どもがＡＤＨＤと診断されると話したかどうか、そしてもしそうなら薬物治療を受けていたかどうかという質問が含まれていました。

こうした質問を含む最初の調査が、二〇〇三年に実施されました。このとき、なんらかの診断を受けたことのある四歳から十七歳までの子どもの割合は、全体の七・八%でした。その四年後の二〇〇七年、その割合は九・五%に急上昇しました。二〇一一年から二〇一二年にかけておこなわれた三度目の調査では、再びその割合は上昇し、一一・〇%になりました。つまり調査対象となった幅広い年齢層の子どもの九人に一人がなんらかの診断を受けているのです。「はじめに」でも述べたように、この数字は九年間に四一%増加したことを意味します。さらに衝撃的なのは、青年期に達した男児の二〇%、つまり**五人**に一人がなんらかの診断を受けたことです。

以上の数値は、両親の報告による診断を基にしたものです。先に説明したように、この比率は**診断された**有病率であって、真の有病率ではありません。私たちは、過小診断(とくに女の子)の例はあるものの、ADHDは一般に人口の多くの区分層で過剰診断されていると経験に基づき推測しています。その理由は、主として多くの地域でおこなわれている診察が、拙速におこなわれているからです。アメリカの診断による有病率は、いまや真の有病率を上回っていると私たちは信じています。

後の章で明らかにしますが、際立っているのは全体的な増加だけではなく、州あるいは地域によって診断率にはさまざまな違いがあることです。アメリカの南部および中西部では、大西洋岸地域に比べてADHDの診断率がはるかに高いのです。その理由は、興味深い謎です。同時に、

ＡＤＨＤの診断率はアメリカ以外の多くの先進国でも急激に上昇しています。この問題についてはこの章の後ろのほうで論じます。

ＡＤＨＤの有病率上昇は、同様に上昇している自閉症の有病率と何か共通点があるのでしょうか

近年、自閉スペクトラム症の診断数はＡＤＨＤをしのぐ速さで増加しています。その理由としてすぐに考えられるのは、自閉症の診断率が歴史的にきわめて低かったことです。その診断率は、一九九〇年代初頭まで子どもおよび大人の人口の〇・一％にも満たないものでした。同時期のＡＤＨＤの診断率は同人口の三ないし五％と考えられていました。はじめの比率がこれだけ低ければ、確定された診断数のどのような増加も際立って大きなものと映るのは当然です。

自閉症とＡＤＨＤの診断率の上昇には、いくつかの共通点があります。その一つは、この二つの障害の公式な診断基準が近年緩和され、診断の確定が容易になったことです。さらに、これら二つの障害はともに広く認知されるようになりました。比較的最近に起きたもう一つの変化は、両方の障害とも診断書で子どもへの支援が受けられるようになった点です。教育および健康保険

の双方に関わる政策の変更が、自閉症の診断を得る価値をますます高めました。これは子どもが学業面あるいは社会面で苦労している場合に、とくにそうです。たとえば現在カリフォルニア州では、自閉症の行動療法の治療費が保険の保障対象とされています。

また、これら二つの障害の**真の**有病率（診断率ではなく）増加を示唆する理由がいくつかあります。詳しくは次章に譲りますが、そのなかには有害化学物質への曝露が増加したこと、そして未熟児出生と低出生体重で生まれた乳児の数が増えたことが含まれます。とくにＡＤＨＤの場合は、デイケアで過ごす年少児の数が急増したことも、**診断された**有病率の増加を部分的に説明するかもしれません。というのも、こうした施設で過剰なストレスを受ける子どもの数が増加し、そのような状況下の年少児の行動パターンを観察する職員数も増加しているからです。

ＡＤＨＤはまったく新しい障害でしょうか、それとも別のかたちで従来あった障害ですか

過去数千年にわたり、医師、哲学者、科学者、詩人、小説家らは、他の人々以上にある人を衝動的にし、大胆に、そして注意散漫にする気質の変異を研究し、論じてきました。この変異は、

身体的欠陥、道徳的欠陥、家族の呪い、あるいはこれら三つのぶざまな組み合わせとして、さまざまに解釈されてきました。

古代ギリシャでは、衝動的行動は余分な赤血球のしわざと考えられ、ヒルを使った治療がおこなわれました。それから約二二〇〇年後の啓蒙時代になって、スコットランド人医師アレクサンダー・クリックトン（Sir Alexander Crichton）が「注意の病的な変調」について初めて記述しました。その状態は、人生の早期に明らかとなるか病気の結果として生じる、精神の極端な落ち着きのなさと注意散漫を特徴とし、子どもの教育を妨げるとされました。

クリックトンはこの病態の特徴の一つを、「必要な程度に持続的になんらかの対象に注意を向けられないこと」と記しました。これはＡＤＨＤの診断指標の一つとして、おなじみと思える特徴です。彼はまた、犬の吠え声やその他の突然の騒音などの刺激に対する反応の極端な状態のそわそわとした落ち着きのなさについても記録しました。そして、こうした状態にある患者を、「そわそわした人（the fidgets）」と呼びました。クリックトンはこの症状が加齢とともに軽減することを観察しましたが、その数百年後には、研究によってＡＤＨＤ症例の半数で実際にそうであることが証明されました。そのような研究はまた、もっとも観察可能な過活動症状は青年期およびそれ以後に姿をくらます傾向があるが、その一方、組織化と集中の欠如ならびに精神的落ち着きのなさは、もっと持続しやすいことを確認してきました。

十九世紀中頃のビクトリア朝時代、先駆的なアメリカ人心理学者ウィリアム・ジェームズ（William James）は、クリックトンの観察を基にして、注意、注意散漫および犯罪にまで至る不道徳行為との結びつきに関する彼の考えを詳細に述べました。もっとも彼は、これらの領域で問題を抱えた人々を救うために多くのことができるとは考えていませんでした。

しかし、他の人々はこの考えには同意しませんでした。やがてその後の数十年間で今日ADHDとして知られる症状の姿が明確になりました。そして多くのヨーロッパやアメリカの医師や学者が、重度の注意散漫な子どもを救うための方法を模索しました。世紀の変わり目に、これらの先駆的研究者の一人であるイギリス人医師のジョージ・スティル（George Still）は、画期的な一連の講演をおこないました。そのなかで彼は、今日のADHD診断にしばしば伴う一群の行動をくっきりと描き出しました。スティルは、彼のいう「道徳制御不全」を共通にもつ青年患者の一群を記述しました。彼の言うところでは、彼らは不注意なだけでなく、過剰に活発で、事故を起こしがちで、攻撃的かつ挑戦的、ときに残酷で不正直であり、懲罰に対しては驚くほど鈍感でした。

ドイツ人医師ハインリッヒ・ホフマン（Heinrich Hoffman）は、後にADHDに属すると知られることになる症状を呈する典型的少年の古典的状態像を一篇の詩に描きました。それは一九〇四年出版の医学雑誌『ランセット』（*The Lancet*）に掲載されました。このいたずら者の「フィジェッティ・フィル」と名づけられた少年は、

…じっと坐っていない
からだをくねらせ
そしてクスクス笑い
驚いたことに
前後にからだを揺らせ
椅子を後ろに傾ける……
椅子は完全にひっくりかえり
フィルは力の限り悲鳴をあげる……

ジョージ・スティルは、彼が観察した挑戦的な行動パターンが、典型的には八歳以前に現れ、女の子よりも男の子に頻繁にみられると記述しました。またこうした例は、アルコール依存症の

病歴や犯罪歴のある家族にとくに多く観察されるとしています。これは遺伝性病因を示唆する最初のヒントの一つとなりました。

明確な証拠を探る研究が始まりました。その後の数十年間研究者は、X線、脳波、脳スキャン、臨床面接、遺伝子検査を用いて、重い注意散漫の原因を解明する手がかりを探し求めました。医学専門誌と報告書のインターネット・アーカイブではもっとも優れているPubMedで今日「注意欠如（attention deficit）」と記入し検索をかけると、一九六六年から二〇一四年にかけて三万近い公表論文が見つかります。そのうちの三分の二は、二〇〇四年から二〇一四年にかけて公表されたものです。

世界中で少なくとも六千万の人命を奪った脳炎の大流行があった第一次世界大戦の最初の年に、身体的健康と精神的健康が強く関連することがかなり認識されるようになりました。医師らは、死を免れた脳炎患者に注意と衝動性の問題が生じることに興味をもちました。すぐに彼らは、病原体が他の器官のみならず脳を冒し、行動を変化させる事実を発見しました。この最初の生物学と行動を結びつける証拠は、養育あるいはもって生まれた道徳性よりも、遺伝子と出生前の影響がＡＤＨＤと関連するという私たちの現代の理解の先駆となりました。この話題は、次章でより詳細に議論します。

逆向きの推論によって、二十世紀初頭の臨床医らは、こうした同じ行動パターンが特定の子どもや青年にみられるのであれば、そこには、検出できないにしても、なんらかの脳病理が潜在しているに違いないと仮定し始めました。この想定は、ＡＤＨＤをもつ子どもを「脳炎後行動障害」、その後「微細脳損傷」患者と記述することにつながり、さらに後の段階になると言葉遣いは多少やわらげられ、「微細脳機能障害（ＭＢＤ）」となりました。これらの用語は、科学的文献や臨床現場で、その後数十年にわたって普通に使われ続けました。

一九五〇年代までには、ＡＤＨＤへの理解が十分に進み、科学者は用語をより正確に使うようになりました。微細脳機能障害には、注意散漫の古典的症候群とほとんど、あるいはまったく関係がない、抑うつ、言語遅滞および夜尿をはじめとして、多岐にわたる症状が含まれていました。そのため専門家は、「多動衝動性障害（hyperkinetic impulse disorder）」という新たな用語を使い始め、一九六〇年代の終わりになると「児童期の多動性反応」を用いました。「多動症」は簡略な臨床的符丁になりました。一九八〇年には、前述したように、用語はさらに洗練されてＡＤＨＤになりました。

後に詳述するように、ＡＤＨＤに対する興味と理解の最初の大きなうねりが、罹患した子どものより正確な同定とともに、十九世紀終わりに起こりましたが、その頃は先進国で義務教育が標準となりつつあったときであることを考えると、好奇心をそそられます。歴史上初めて、圧倒的多数の子どもが授業日に長い時間じっと坐り続け、注意を集中し続けなければならなくなりました。これは多くの子どもにとって能力を超えた重荷となりました。そこで、子どものＡＤＨＤの真の流行を示唆する最初の大きな要因は義務教育である、といってもよいでしょう。

まとめ　有病率

人類史における黎明期以来、ＡＤＨＤは疑いもなく何らかの形で存在し続けてきました。しかしＡＤＨＤへの科学的、医学的興味は、十九世紀半ばの大衆への義務教育の始まりに生じました。子どもは一日のほとんどを教室で坐り続け、行儀良くふるまい、自己制限を維持しなければなりませんでした。そのため、他よりも不注意で落ち着きのない子どもが目立つことになります。実際に、親族でない子どもの大規模集団の行動を、外部の観察者つまり教師が比較する機会を得たのは、このときが実に初めてでした。現在入手できる直近のＣＤＣの調査によれば、二〇一一年から二〇一二年にかけて、四歳から十七歳までのアメリカの子ども全体の約一一％が、その年齢までのいずれかの時点でＡＤＨＤと診断されています。これはアメリカの子どもおよび青年の約六四〇万人に当たります。十七歳以降の推定数は信頼度が低くなりますが、研究者はアメリカの大人の有病者数は約一千万人にのぼるであろうと考えています。

第三章
原因は何ですか

ADHDのもっとも一般的な原因は何ですか（結論からいえば遺伝です）

ADHDは、一つあるいは複数の異なる要因によって生じます。この章では、そうした要因を列挙して説明します。そのなかで、もっとも一般的な原因は先祖からの遺伝です。それを私たちは、科学者が、遺伝子と環境の役割を区別するために利用する双生児と養子研究の、多量でそしていまもなお増え続けているデータによって知ることができます。一〇〇％の遺伝性が、遺伝子のみがある特定の症状、特質あるいは障害に関する人々の間に生じる違いに対して責任のあることを意味するとすれば、これらの研究は、ＡＤＨＤの基本的症状の遺伝性が約七五％であることを明らかにしています。

言い換えれば、ある人は極端に注意深く、ある人はまったく注意散漫であり、ほとんどの人はこの釣鐘状曲線の中間のどこかに位置する主たる理由は、環境要因よりはむしろ遺伝要因のせいなのです。約七五％という数字は、身長の遺伝性（約九〇％）よりは低いものの、大うつ病（三〇～四〇％）や統合失調症（六〇％）よりは高く、もっとも遺伝的可能性の高い精神障害として科学的に知られる双極性障害および自閉症（八〇％以上）とほぼ同等です。

もう一つのＡＤＨＤへの遺伝の関与を示す根拠は、ＡＤＨＤをもつ子どもの実父母の四〇％以上が、診断の有無にかかわらず、同じように顕著な症状を有する可能性があることです。この章で後述するように、このことはＡＤＨＤをもつ子どもをあつかう親にいっそうの困難を負わせることになります。親自らも組織化の困難や感情の過剰反応の問題を処理せねばならないからです。

遺伝性は単純な概念ではありません。ＡＤＨＤに関与する遺伝的影響は強いものの、この障害をひき起こす単一遺伝子はありません。これは他のすべての精神障害や、ほとんどすべての複雑な身体疾患についてもいえることです。五〇から一〇〇あるいはそれ以上の遺伝子変異あるいは対立遺伝子が、脳が注意と動機に関連する重要な化学的伝達物質を生成し、また反応する過程に影響を与え、ＡＤＨＤをひき起こしている可能性があります。神経伝達物質とも呼ばれるこれら化学的伝達物質については、後にＡＤＨＤ患者の脳内で何が起こっているかについて議論する際に詳しく述べます。ここでは最近科学者がおこなった画期的な発見、ＡＤＨＤと診断された人に一般にみられるＤＲＤ４－７という遺伝子変異体が、重要な神経伝達物質の一つドパミンに対する脳内の受容体数の低下に関与しているという発見について考えます。この対立遺伝子の存在は、興奮と新規性を求める異常な性向と相関しており、この傾向によってそのような人々は、一般の人ならば回避する危険を冒しがちになります。

この問題を考える際に重要な点は、脳内のドパミンを伝達する作業が低下すると、精神は常に眠い状態（臨床的には「低覚醒」といいます）になることです。そして、覚醒を保つためにそわそわして落ち着きがなくなり、あるいは退屈と関連する焦燥と不安を避けるために危険性の高い行動をとる必要性を感じるのです。このパターンは、中枢神経刺激薬や報酬系の行動を変えることを目的とした療法が、なぜＡＤＨＤの治療に効果的なのかの説明に役立ちます。それらは、動機づけのために不足している燃料を部分的に補給するのに役立っているのです。

ＡＤＨＤと自閉症はまったく違った臨床像を示しますが、最近の研究はＡＤＨＤの発症を高めるいくつかの遺伝子が自閉症の発症を高める遺伝子のいくつかと同じであることを示しました。

この興味深い発見は、特定の精神障害の発症には必ずしも特定の遺伝子が関与するのではなく、むしろある種の遺伝子が脳の発達を形づくり、次に他の遺伝子や早期の環境が脳に影響し、さまざまな行動的、および情緒的障害をひき起こすことを示しています。

遺伝子と環境のこの相互関係については、本章の後のほうで親と学校の影響を論ずる部分でより詳しく述べます。この時点では、強い遺伝性をもつ特質や行動パターンさえも、長い時間の環境の変化によってある程度きわだつようになることを記憶にとどめておいてください。身長が良い例です。今日私たちは平均すると曾祖父母よりも数インチ（訳注：一インチは二・五四センチメートル）背が高くなっています。しかし、その原因は身長に関する遺伝子が数世代の間に突然変異したためではありません。むしろ、前世紀における食生活の変化が、遺伝子の影響、あるいは科学者の言う遺伝子の**発現**（gene expression）を変えたのです。

ＡＤＨＤについても同様のことがいえるかもしれません。この障害は遺伝性がとても強いとはいえ、現代の環境に比較的最近起こったかなり劇的な変化、パソコンや携帯電話からの容赦ない情報の洪水と、複数の仕事をより効率的により速くこなすべきとする社会的圧力の高まりなどが、以前にもまして私たちの多くを不注意にし、衝動的にし（そして仕事の処理速度を速めている）のかもしれません。それでもなおこの変化する情報環境のなかで、誰が平均値から外れるかを決める鍵となる差異は遺伝子です。私たちはこれを次のように説明したいと思います。ＡＤＨＤ患者は現代の炭坑内のカナリアであり、最終的にすべての人々に影響を及ぼす可能性のあるこの注意と業績への圧力の変化に、他のほとんどの人々より敏感なのです。

ＡＤＨＤの原因となりうる他の要素は何ですか

遺伝子以外にＡＤＨＤ症状を発症させる可能性があるのは、出生前や出生中の問題あるいは早期児童期における問題です。たとえば、胎児の重金属、アルコール、ニコチン、有害化学物質への曝露や他の低体重出生につながる出生前の危険性です。これらすべては、不注意、衝動性、そして場合によっては、多動性などの基本的症状の誘因となりえます。

いくつかの研究は、胎児期または児童期の鉛曝露が、たとえ低濃度であってもＡＤＨＤに似た認知および行動の障害と関連することを示しました。同じように、妊婦のアルコール過剰摂取は、不注意、衝動性、多動性、学習障害、ときには攻撃性といった典型的なＡＤＨＤ症状を含むいわゆる胎児期アルコール「効果」を生じさせます（もっと多量のアルコール摂取は、胎児の脳に急性の損傷を与え、その結果知的障害やはっきりとした顔面奇形を生じる胎児アルコール症候群をひき起こす可能性があります）。また、妊婦の喫煙および乳児や幼児の受動喫煙が、ＡＤＨＤ症状を生じさせることを示す証拠もあります。

近年科学者は、私たちの環境内でますます一般的になっている有害化学物質への低レベルの曝露さえもが子どもの脳に危険であると、懸念を表明しています。その代表的なものが、有機リン酸化合物として知られる一群の有機化合物で、それらは殺虫剤、肥料、除草剤、溶剤として使われ、食料品の多くに残留しています。この分野の研究はまだ未発達なものの、研究者は早期児童期の有機リン酸化合物への曝露と、のちの不注意と多動の症状および自閉症のいくつかの症状に明らかな関連があることを見いだしています。

研究者は、フタル酸エステルおよびビスフェノールＡへの曝露とＡＤＨＤ様症状との同じような関連も指摘しています。これらの化学物質は、哺乳ビン、ふた付きカップ、おしゃぶり、リング形おしゃぶりなど、さまざまなプラスチック製日用品に使われています。ビスフェノールＡは、哺乳ビンのような硬質プラスチック製品に用いられ、プラスチックを柔軟にする化学物質のフタル酸エステルは、シャワーカーテン、化粧品、そして数多くの医療用具に使われています。これらの化学物質は、プラスチックから、とくに加熱したり長期に使用したりする場合に、液体や食品に滲み出します。これらはまた内分泌攪乱物質としても知られており、甲状腺の機能およびホルモンに影響を与え、さまざまな有害作用をひき起こします。ヨーロッパ連合はこれら化学物質のいくつかの使用を禁止しました。そして、アメリカのいくつかの企業は使用の中止を試みていますが、アメリカ連邦政府はまだ踏み込んだ対策をとってはいません。これら化学物質は、非常に広い範囲で使用されているため、民間の努力でそれらの代替品を見つけるには長い期間を要するでしょう。

もう一つの大きな懸念は、前述したように鉛への曝露です。たとえば、一九七八年以前に建てられた住宅のペンキに含まれる鉛、あるいは有鉛ガソリンへの曝露です。また、いくつかの種類の魚の体内でますます増加しているのが発見されている水銀への曝露もあります。これら二つの物質は、いずれもＡＤＨＤに似た問題を生じる脳障害と関連することが指摘されてきました。ある種の遺伝的脆弱性をもって生まれた子どもはこれらの有害化学物質の影響に特別に敏感であるかもしれません。これは環境曝露による損傷が脆弱な遺伝子型の存在によって左右されるという**遺伝子と環境の相互作用**の一つのパターンを示しています。繰り返しますが、ＡＤＨＤの素因をもつ個人においては、遺伝子と環境は関連のない存在ではありません。それらは、ほとんど常に共同して作用します。

次に挙げる危険要因は、未熟な状態での出生です。とくに低体重出生は、ＡＤＨＤの症状のもう一つの危険要因ですが、それはまた学習障害、トゥレット症候群、脳性麻痺の危険要因ともなります。低出生体重児には、学習、運動、および注意に関連する脳の領域への出血がしばしばみられます。新生児集中治療の技術が進んだおかげで、かつてないほど多数の低出生体重児の命が救われています。この技術の進歩が、不幸な結果として少なくとも部分的にＡＤＨＤの有病率上昇（診断された有病率でなく）の要因となっているかもしれないのです。

ここまでの議論のすべてから得られる教訓は、ＡＤＨＤが複数の病因をもつ多面的症候群であることです。さまざまな異なった発展経路が同じ基本的症状に至るようです。そしてもっとも重症な例では、前述したように遺伝的危険要因と有害物質への曝露の組み合わせが生じている可能性があります。

ＡＤＨＤの症状を生じさせる患者の脳の中では何が起きているのですか

科学者は、ＡＤＨＤと診断された人たちの脳内にいくつか違いがあることを示す科学的根拠を集積してきました。それらの違いは、化学的、構造的、そして機能的の三つのグループのいずれかあるいは二つ以上のものにみられると考えられます。重要な点は、それらがすべて生物学的であることです。一方、ＡＤＨＤは不道徳な性格および養育の失敗、あるいはそのいずれかに起因するという一般に流布している意見には根拠がありません。

化学物質から議論を始めます。ここで鍵となる言葉は、**ドパミン**です。ドパミンは、注意とモチベーションに関わる有名な神経伝達物質の一つです。脳内の他の化学伝達物質と同様に、ドパミンは脳の神経細胞（ニューロン）間の隙間であるシナプスを横切って電気的信号を伝達します。このきわめて小さな伝達システムが衰えると、脳は最適に機能できません。

ドパミンは、ＡＤＨＤに関与するいくつかの異なる神経伝達物資の一つです。もう一つは、衝動性の制御に主要な役割を担う、ノルアドレナリンとして知られているノルエピネフリンです。一方ドパミンは、覚醒、集中、報酬への感受性にとって必要不可欠です。それはちょうど、木になる新種の果実、草むらの蛇、郵便物の中の小切手のように（良いにつけ悪いにつけ）目新しいものに私たちを向かわせることで興味を目覚めさせる、脳の興奮の特効薬として考えられるかもしれません。ドパミンは脳の主要な神経経路のいくつかのみにある中核の神経伝達物質ですが、これらの神経経路は動機、努力、自己調節に直接的に関連します。

ドパミンが過剰になると精神病的になります。また少なすぎるとパーキンソン病の人のように文字どおり動けなくなります。このきわめて重要な化学物質に関わる問題が、ＡＤＨＤ患者の脳内に生じていることが、近年科学者により発見されました。問題は、ドパミンの分泌量が少ないのか、受容体の数が少ないのか、神経伝達が効率的ではないかのいずれかです。ノラ・ボルコウがアメリカ国立薬物濫用研究所（ＮＩＤＡ）でおこなった脳スキャンに基づく研究では、念入りにＡＤＨＤと診断された大人の患者の脳では、報酬を記憶するかおよび集中と注意を維持するのに関わる神経経路でのドパミン受容体数が有意に少ないことが示されました。ボルコウは、まったく薬剤服用経験のない被験者にもこの結果を見いだしました。このことは、この知見が中枢神経刺激薬によるドパミン受容体への影響によるものでないことを意味しています。このことから彼女は、少なくともＡＤＨＤ患者の何人かは先天的にドパミンが欠乏していると結論づけました。現在この分野で中心的役割を担う他の専門家もこれと同じ意見です。

次に、もっと大きなスケールの構造的違いに議論を進めます。発達神経学者は、最近いくつかの驚くべき発見をおこないました。そのなかにはＡＤＨＤ患者では対照群と比較して、重要な脳構造が平均的に小さいことが含まれていました。

アメリカ国立精神保健研究所（ＮＩＭＨ）のフィリップ・ショー（Philip Shaw）のチームは、ＡＤＨＤをもつ子どもと対照群の脳スキャンを過去数年定期的におこなってきました。スキャンの焦点は、脳のもっとも外側の神経細胞の密度が高い皮質部分で、しかもとくに前頭葉を覆う皮質の部分でした。額のすぐ後ろから頭頂にかけて位置する前頭葉は、自己制御で重要な役割を担い数多くの実行機能の中枢であることが知られています。

健常な発達では、前頭皮質はほぼ六歳で最大の厚さに達します。しかしＡＤＨＤをもつ子ども二〇〇人以上を対象におこなった研究では、最大の厚さに到達したのは、九歳あるいはそれ以降という結果でした。このことは、明らかな注意欠如と衝動性をもつ子どもの脳の発達が、三年遅れることを示しています。早期児童期を過ぎてさえも青年期の間、診断された青年の脳は対照群に比べて発達の遅れが持続しました。この時期皮質は典型的には薄いのです。ショーらはまた、診断された症例の皮質の厚さの程度とＡＤＨＤ症状の重症度との間には関連性があることも見いだしました。

こうした研究結果に照らすと、ＡＤＨＤをもつ多くの十一歳児が八歳児のようにふるまうこともさほど驚くにはあたりません。数十年前、臨床医はＡＤＨＤ症状を呈した子どもをしばしば未熟という言葉で表現しました。新たな科学は、ある意味で彼らが正しいことを裏づけました。そうした子どもはゆっくりと成熟する脳をもっているのです。

ＡＤＨＤ患者の脳は、仲間の脳に追いつくのでしょうか。本書を著している時点では、この質問に対する答えは得られていません。いくつかの脳スキャンの研究は、子どもでも大人でも、ＡＤＨＤ患者の脳の容積は、定型発達の人のものよりも平均していくぶん少ないことを示しています。

ＡＤＨＤの症状を生じさせる化学的そして構造的違いに続いて議論するのは、機能的または力動的違いです。機能的磁気共鳴映像装置（ｆＭＲＩ）は、血流のパターンを分析します。それによってさまざまな認知的課題に取り組むときに活性化される脳の部分を明らかにできます。この技術を使った数多くの研究は、作業記憶、注意あるいは他の認知のテスト中に、学習と自己調節に関与する前頭葉と脳の深部構造の間の神経経路の活性化パターンが、ＡＤＨＤ患者ではとくに非効率であることを示しました。あたかもＡＤＨＤ患者の脳は、健常に発達した脳のように円滑あるいは効率的に機能していないかのようです。

別の種類の研究は、違った方針を採用し、被験者が休んでいるとき、あるいはぼんやりと空想しているときの脳の傾向を分析しました。興味深いことに、こうした休憩時間のあいだに、脳ははっきりとした活性化と統合のパターンを示します。ＡＤＨＤ患者の「休憩状態」の脳の活動パターンが、注意と集中が実際に必要とされるときに課題の達成の邪魔をするらしいのです。言い換えれば、集中が必要な仕事をするときに、ＡＤＨＤ患者は低覚醒の脳が支配的になるのを防ぐために多大な努力を必要とすることを示す神経系の証拠が今やあるのです。

親はどの程度影響を与えるでしょうか、あるとすれば、どのような影響でしょうか

本書を通じて著者が読者に理解していただきたいのは、すべてとはいわないまでもほとんどの人間行動がそうであるのと同様に、ＡＤＨＤの症状は生まれもった特質と育ち、生物学と環境、生得的特性と変化する状況の組み合わせによって生じ形成されることです。こうした力動のすべてが、人間のパーソナリティと行動を生涯を通して形成し、悪循環や好循環をつくりだします。再び結論を先に述べてしまいますが、ＡＤＨＤは必ず生物学から始まるものの、親の行動もまたかなりの影響を及ぼす可能性があります。

一九九八年、ジュディス・リッチ・ハリス（Judith Rich Harris）は、*The Nurture Assumption: Why Children Turn Out the Way They Do*（邦訳書：『子育ての大誤解―子どもの性格を決定するものは何か』石田理恵訳、早川書房、二〇〇〇）と題された本を出版し、大きな議論を呼びました。親は子どもにほとんど影響を与えず、影響という点では遺伝子や同輩のほうがはるかに重要であると

彼女は主張しましたが、このことがもっとも大きな論争の的になりました。実際のところ、彼女の議論のいくつかは注目に値します。二十世紀のほとんどの期間、発達心理学は児童期の行動を過剰なほど親の影響によるものとしてきました。しかし、ハリスの主張は大いに誇張されたものであることを示す証拠がかなりあります。親や他の養育者は議論の余地なく多くの重要な影響をなんらかのやり方で与えていますが、私たちはそれらを探求し始めたばかりです。

一九八〇年代に東ヨーロッパの孤児院に措置された子どもの極端な例を考えてみましょう。彼らの多くはぞっとするようなネグレクトのために、ほんのわずかな社会的接触しかない心理的剥奪の状況で育ちました。予想にたがわず、彼らは他者との関係に重大な問題を抱え、また彼らの認知能力や言語能力も大きく損なわれてしまいました。彼らの多くはまた、注意と自己制御を維持することに関しての激しい困難を含むＡＤＨＤ様の症状を呈しました。言い換えれば、通常の遺伝的および生物学的危険以外に、極端に剥奪された社会的環境が、ＡＤＨＤの行動の数多い引き金の一つであるようです。

この稀な事例を深読みしないことが重要です。心理学者が不安定型愛着と呼ぶ、乳幼児が養育者と安定した絆の形成に失敗するパターンが、ＡＤＨＤをひき起こすというのは、よくみられる誤解です。愛着にかかわる問題は、結果としてしばしば攻撃性を生じさせ、抑うつにつながることはありますが、前述したようにまったくの剥奪の場合を除き、ＡＤＨＤの症状そのものを生じさせることはありません。ですから東ヨーロッパの孤児のような孤立例は、誤った養育がＡＤＨＤをひき起こすという一般に流布している誤った考えを、ほとんど支持しません。

それと同時に、上手な養育はＡＤＨＤに対する生物学的危険性をもつ子どもの人生にとって、非常に大きな違いを生じさせる可能性があります。研究者は、はっきりとした制限をもうけた温かみと、自立へ向けて力強い指導を混ぜ合わせた「威厳のある」養育を標準的なものと考えています（規則が多すぎて思いやりの少なすぎる養育は「権威主義的」との烙印《らくいん》を押され、明確な規則のない思いやりだけの養育は「自由放任」とされます）。子どもの精神保健を考える上で、親の愛情の価値を軽視することはできません。低体重出生の双生児を対象としたある研究は、母親の子どもへの愛情ある行為と後に発症するＡＤＨＤ症状との間には直接の相関があることを見いだしました。温かみと症状の軽さが関連していました。この結果は、マギル大学の科学者マイケル・ミーニイ（Michael Meaney）が二〇〇四年におこなったラットを使った有名な研究結果を、さらに確証するものと考えられます。彼は、母ラットが仔ラットをなめてグルーミングをする程度が、仔ラットの脳内のある種の遺伝子が活性化されるかどうかを決定することを見いだしました。良い養育を受けた成体のラットは、恐怖を感じることが少なく、驚愕反応時にストレスホルモンのコルチゾールをより少なく放出するようです。もちろん、ヒトの父や母の行動が乳幼児期や児童期や青年期の子どもに数多くの影響を与えますが、私たちはそれらをまだ理解し始めたばかりです。

ヒンショーは独自におこなった研究で、高いレベルの威厳ある養育、つまりＡＤＨＤの専門家エドワード・ハロウェル（Edward Hallowell）が「超養育」と呼ぶ思いやりと制限の巧みな組み合わせを親から受けたＡＤＨＤをもつ男児が、サマーキャンプ中にもっとも高いレベルの社交能力を示すことを見いだしました。同様の仮説を検証しようとして、オレゴン大学の著名な心理学者マイケル・ポズナー（Michael Posner）は冷たい独裁的な「権威主義的」親が、危険を冒すことと関連しているＤＲＤ４－７対立遺伝子をもって生まれた子どもが実行機能障害と関連する可能性のある難しい気質を発達させる確率を高めることを示しました。この結果やこれに類する他の結果が示唆するのは、特定の環境でのみ、あるいはほとんど特定の環境下で、ある種の遺伝子は活性化（あるいは「発現」）されるかもしれないことです。それはまた、遺伝子と環境が密接に結びつく複雑な様式を示しています。

この一般法則の例を、もう一つ紹介します。ピッツバーグ大学のスーザン・キャンベル（Susan Campbell）は、親と保育士によりＡＤＨＤの初期徴候ありと評価された前学齢期の子どもを念入りに評価し、自分の子どもの行動に否定的に厳しく反応する親が、子どもの症状をその時点で悪化させるばかりか、その後数年にわたり悪化させる傾向があることを示しました。こうした症状を作り出したのが親ではないことは強調しておく必要があります。原因は疑いの余地なく遺伝子と気質に関連していますが、親は燃え始めた火にガソリンを注ぐように思われます。

ここからはもう少し複雑な議論に移ります。生まれつき衝動的で食料品店では走りまわり、いろいろな物を倒し、スマートフォンをトイレに落とし、猫の尾っぽを引っ張り、きょうだいの日記を盗み、毎日ではないものの毎週のように学校から怒りの電話がかかってくる子どもは育てやすくありません。困難な子育てをさらに幾何級数的に難しくし、確実に家庭の大混乱を生じさせるのは、ＡＤＨＤの強い遺伝的性質を考えると、両親の片方あるいは二人とも同じ障害を抱えているか、少なくとも類似の症状の多くを抱えているかもしれないことです。ＡＤＨＤ患者は、大人も子どもも、しばしばとても衝動的なため、意図せずに他人の個人的な境界線を侵害し、信頼を裏切り、感情的な反応をします。こうした行動はどれも穏やかな養育や家庭の平和に役立ちません。おまけに、未払いの請求書、守らなければならない期限、汚れた台所などに気をとられ疲弊しきっている親は、威厳ある養育をおこなう精神的余裕をもちあわせていません。こうした親たちは、養育に悪戦苦闘しがちであり、冷静でいることができず、明確でしっかりとした制限を設定できず、その結果子どもの行動は悪化します。著しく注意散漫の親は、子どもの最良の医療仲介者とはなりえないかもしれません。子どもに適切に医療を受けさせるためには、複雑な医療システムを上手にたどり、また処方された薬を規則正しく子どもに服用させる必要があるからです。

手短にいえば、親が子に影響を与えると同様に（あるいはそれ以上に）子どもが親に影響を与えることを肝に銘じておくことが重要です。心理学者はかつてたとえば、侵襲的で統制的な母親が子どもを多動にすると考えていました。その後、ＡＤＨＤをもつこうした子どもが中枢神経刺激薬を服用し、行動が改善されると、母親は以前ほど口うるさく叱らないことを、科学者は見いだしました。言い換えれば、親ががみがみいうのは子どもの行動への反応であり、原因ではないのです（反対に、子どもの薬物療法は、親の陽性の行動を実質的に増やすことはありません。このことは行動管理に焦点を当てた付加的治療で薬物療法を補完すべきことを強く示唆しています。この問題は第八章で議論します）。

もう一つの示唆的な研究で、研究者は攻撃的行動を示す子どもの母親を、他の定型的な子どもの母親と一時的に取り換える実験をおこないました。すると、あっという間に「健常な」子どものもの静かな母親は口うるさく批判するようになり、同時にもともと口うるさかった母親のほうは、静かに落ち着いてきたのです。さらに、イギリスでおこなわれた養子縁組の家族、つまり親子間で遺伝子を共有しない家族を対象におこなわれた最近の研究では、ＡＤＨＤ症状の子どもが親の敵意のある養育をひき起こし、その敵意のある養育が今度はＡＤＨＤに関連する症状の発症の危険性を増し、また悪化させることが見いだされました。これらはすべて、ＡＤＨＤを説明する際に、親子の相互作用と相互の影響が生物学の役割以上に重要な役割を果たしている証拠です。

一般に、難しい気質の子どもは、状況が違えば温厚なはずの大人を苛立たせます。それが親の感情的反応をひき起こし、それによって、その子どもの問題行動がより悪くなります。ＡＤＨＤの場合、こうした難しい気質は生後一～二年ですでに現れることがあり、生涯にわたり持続する反応と対抗反応の連鎖をひき起こす可能性があります。子どものとてつもない抵抗と反抗にあって、親はまったく見放すかあるいは厳しい罰を与えるか、ときにはその両方を交互におこない、子どもはますます怒りそして攻撃的になります。

この状態が放置されると、こうした効果は影響し合いそして増幅します。たとえば、反抗的な子どもの教師や友人は、ますますその子どもを問題児と決めつけ、それによってその子ども生来のもっとも悪い本性を強化します。こうした増大しうる危険性があるため、ＡＤＨＤをもつ子どもの親が子どもを支援する力を損なうかもしれない自らの精神的および感情的問題を認知し、治療することはいっそう重要です。

学校と学業の圧力は今日の高いＡＤＨＤ有病率にどのような役割を演じているのでしょうか

ＡＤＨＤは、行動が多様であるのに加えて、個人とそれを取り巻く環境の双方に起因する病態であると、私たちは考えています。ＡＤＨＤに関連する行動の最初の臨床記述が、西欧社会における義務教育の開始と同時期におこなわれた点はとくに注目に値します。アメリカでは十九世紀後半の初めに史上初めて、この国の大多数の子どもが毎日教室の授業に参加し、総じて何時間もじっと坐り、その時点まで人間の脳がするように進化していなかったこと、たとえば読字（reading）の学習をおこなうようになりました（読字は、比較的新しく加わった人間の能力です。それはたかだか数千年前に始まり、しかもそのほとんどの期間エリート層の子弟のみが学びました）。

十九世紀から二十世紀初頭にかけての初期の「公立学校」は工場に似せて設計されました。そこでは、子どもは融通のきかないカリキュラムを消極的に受けとるだけでした。従順さ、秩序、および機械的暗記のための忍耐が、高く評価される行動になりました。こうした価値観は、多くの公立学校でとくに教師が標準化されたテストのために授業するよう責めたてられるので、現在も維持されています。それ以上に大変なのは、当時もそして今も、十二年生（高校三年生）の子どもは優れた万能人となることが期待されていることです。問題は、注意と自己制御の維持に苦闘し、注意力維持ができそうな学習の領域を見つけられたときに最善を尽くす子どもにとって、このような環境がまったくの地獄になりうることなのです。すぐに退屈してしまい、苦しい不安の閾に達して、しばしば無作法な行為をしてしまう彼らは、常に「悪い子」のレッテルを貼られ、罰せられると同時に拒絶されるのです。

事態をさらに悪化させているのは、休憩、昼食、体育、そして美術や音楽の授業に使える時間が全国的に減少していることです。これは主に予算不足と、生徒に標準化されたテストの準備をさせるよう教師に圧力がかかっているためです。生徒が椅子を離れ、動きまわり、脳の元気を取りもどす時間が、以前よりもずっと減っているのです。そして、このことはもともと低覚醒状態の脳をもつ子どもにとっては、当然のことながらとても厳しいものです。

以上のことをすべて考慮すれば、ＡＤＨＤをもつアメリカの学生の三分の一以上が高校を中退し、しばしば給料が良く面白そうな仕事に就く機会を逃すようになることは、驚くに値しないでしょう。彼らが大学までなんとかして入学できれば、授業内容や時間割を選ぶ自由度が増すので、生活は楽になるかもしれません。それでもなお、大学生活が課す課題はＡＤＨＤをもつ学生の多くにとって非常に厳しいものです。多くの大学生は、人生で最初に経験する独立生活をうまく組み立てるために苦労しますが、ＡＤＨＤをもつ学生は、特別な支援がないと本当に四苦八苦する可能性があります。

ＡＤＨＤ患者がビデオゲーム、ソーシャルメディア、その他画面で楽しむ娯楽について、何を知るべきですか

ビデオゲームは、強烈で絶え間のない動き、劇的な物語、競技のわくわく感、絶えざる報酬、そして最近のできばえに直接合わせたフィードバックを、ゲームをする人に与えます。言い換えれば、それは、ＡＤＨＤの脳が切望してやまず、平凡な日常生活ではめったに得られない刺激を与えてくれるのです。

ＡＤＨＤをもつゲームをする子どもの親は、何時間でも画面の前で過ごしたいと子どもが言い出すと、当然ながら悩みます。私たちは、悩むことに時間を浪費しないで、年少の頃から画面に

向かう時間を制限するよう確固としたふるまいをすべき、と強く忠告します。子ども部屋にテレビやXボックスを置く必要はありませんし、中学校年齢までスマートフォンを無制限に使う必要はありません。さもないと、相当の損傷を被る可能性があります。

多くの子どもにとって、ビデオゲーム、テレビ、その他の画面を使う娯楽は非常に魅力的ですので、社会生活、学校、仕事などが容易に妨害されます。事実、達成感の得られるビデオゲームに興じている人のドパミンレベルは、少なくとも通常の二倍に達するとする研究があります。ADHDをもつ子どもがこうした達成感の得られる気晴らしに強くひかれ過ぎて、友達付き合い、スポーツ、音楽、職業体験などの重要な経験の機会を失う危険性は、特別に高いのです。さらに、ある研究者は画面の見過ぎがADHDをひき起こさないまでも、ADHD症状を悪化させうることを見いだしました。アイオワ州立大学の研究者がおこなった、八歳から十一歳までの子ども一三二三人と、ほとんどが十八歳から二十四歳までの若年の大人二一〇人を対象とした研究では、ビデオゲームをする時間が増加するにつれ、注意の問題が増えることがを見いだされました。同じことが、テレビを見る時間にも当てはまります。実際に、アメリカ小児科学会（AAP）が推奨する一日当たり二時間を超えて画面に向かう子どもは、注意の問題をきたしやすくなります。

年少児はとくに脆弱です。二〇一一年、研究者が四歳児にスポンジ・ボブの速いテンポのアニメを九分間見せた後で、彼らの認知課題遂行能力を測定しました。他の群の子どもには、よりゆっくりとしたテンポの番組を見せるか、あるいはまったくテレビを見せずに、課題を与えました。その結果、テンポの速いアニメを見た群は、より忍耐がなく、指示に従うことがより困難で、実行機能に一過性の低下がみられたのです。

この研究ならびに類似の関連を示す研究のもつ問題点は、ＡＤＨＤの症状のために長い時間子どもが画面に向かうのか、長い時間画面に向かうことがＡＤＨＤ症状を悪化させるのかという、実社会での鶏が先か卵が先かという疑問に、研究者がいまだに答えられないことです。いずれにしても、画面を使った娯楽の愛好者にとっては、これらは良いニュースではありません。

ビデオゲームに耽溺するのは、圧倒的に男性に多いことを示す研究があります。イースタン・ミシガン大学の心理学者アナトール・トルチンスキー（Anatol Tolchinsky）は、軽症から重症のＡＤＨＤ症状を呈する、少なくとも週一回ビデオゲームを楽しむ大学生の男女二一六人を対象に、研究をおこないました。その結果、男性は、女性に比べより高い確率で「問題の多い」画面時間の過ごし方（つまり、ビデオゲームに費やす時間が衛生、睡眠、学校、恋愛関係などを妨げる）をすることが示されました。これらの例での主な問題は、若い男性の時間管理技術がうまくないことのようでした。彼らの何人かは、ゲームに何時間費やしたかまったく認識していませんでした。この研究では女性は、ゲームに関連する問題をより少なく報告し、週当たり男性の半分のゲーム時間しか記録していませんでした。

ＡＤＨＤのあるなしにかかわらず、子どもをもつ親の間に広く行き渡った心配事は、電子行動（electronic behavior）の内容、とくに『自動車大泥棒（Grand Theft Auto）』や『召集令（Call of Duty）』のようなビデオゲームのどぎつい暴力的性質です。画面上の暴力がまだかすかであった一九七四年に、（科学諮問機関〔ＳＡＣ〕の全員一致の報告を含む）大多数の意見はテレビの暴力シーンが有害な効果をもっていると指摘しました。しかしそれ以降、これに反対する勢力の反撃が強まりました。懸念は誇張されていると考える一派は、メディアにおける暴力が増加した時期に、アメリカ全体の男性による暴力発生率が着実に減少しており、よってメディアへの曝露は攻撃的行動をひき起こすものでないと主張しました。一九九九年、連邦政府は研究のもつ問題に言及しつつ、当初の声明を取り下げました。

しかし、さらに最近の研究は、暴力的メディアの影響を懸念する人々をもっと強く支持する情報を与えています。二〇一〇年のある重要な研究は、ビデオゲームやテレビの暴力は国中を震撼させた学校での一連の銃乱射事件を含む若者の深刻な攻撃や暴力を予測しないことを見いだしました。しかし、蓄積された科学的証拠を体系的かつ慎重に検討すると、暴力的メディアへの若者の無作為な曝露が、短時間の非暴力的メディアへの曝露に比べ、短期間攻撃的行動を増加させると同時に共感と助けになる行動を減少させることと関連しているようでした。さらに、長期経過研究で、初めから攻撃性の強い子どもは、より暴力的なメディアにより強くひかれ、この曝露はそもそもの暴力傾向を増加させているらしいことが示されました。

画面を見る時間とＡＤＨＤ症状との関連性の問題に戻りましょう。懸念の原因の一つは、電子メディアによる睡眠への影響です。二〇一二年六月にアメリカ医学協会（ＡＭＡ）は、夜間画面からの放射される光も含め照明への過剰な曝露は、「とくに子どもや青年の睡眠を妨げ、睡眠障害を悪化させうる」と警告しました。夜間にはどのような光源も睡眠の妨げの原因となりますが、スマートフォンやコンピューターの画面が発する「青色光」はとくに有害です。それが睡眠の調節を補助するホルモンであるメラトニンの分泌を抑制することが示されているからです。繰り返しますが、すでに睡眠障害を抱えている可能性のあるＡＤＨＤをもつ子どもの親は、寝室に持ち込む電化製品について厳格な規則を定める必要があります。さもないと睡眠障害によって症状は悪化する危険があります。質の悪い睡眠とＡＤＨＤの関連性については、第四章でさらに詳述します。

まとめ　原因

ＡＤＨＤは、ほとんどの場合遺伝子の結果です。しかしそれで話が終わりではありません。鉛、水銀、殺虫剤、プラスチック添加物、アルコール、タバコなどの有害物質への曝露も、ＡＤＨＤ様症状の発現または悪化をひき起こしえます。症状の発現は、脳内の力動に起因します。そこには、覚醒と持続的注意と衝動の制御を維持する助けとなるドパミンとノルエピネフリンを主体とする、重要な神経化学物質が関与する問題が含まれます。また、ＡＤＨＤをもつ子どもの脳は、構造的にも力動的にも他の子どもとは異なっています。とくに前頭皮質の成熟の遅れがみられます。ＡＤＨＤはそもそも生物学的障害ですが、環境もまたきわめて重要です。親および他の養育者の行動は、症状の発現と重症度に大きな差を生じさせる可能性があることを研究者は見いだしています。そして、ＡＤＨＤをもつ子どもの行動は、退屈しているか、興味を喚起されるかによって大きく異なりますので、学校の環境もまた大きく影響を与えます。そして最後に、コンピューター、テレビ、スマートフォンに長時間見入ってもＡＤＨＤがひき起こされることはありません。しかし、画面を見ている時間が過剰であると睡眠が妨げられ、症状が悪化する可能性はあります。また、もし内容が暴力的である場合、攻撃性を誘発する可能性があります。

第四章　どうすれば自分がADHDかどうかがわかりますか

どのような状況なら、子どもや、パートナーや、あるいは自分自身のADHDを疑い、診察を受けるべきでしょうか

ADHDの中核症状の多く、とくに多動と衝動性は、前学齢期に最初に現れます。その子どもが保育園や幼稚園を退園させられる恐れがあったり、身体的に危険である極端な場合を除いて、ADHDの症状が診察や治療につながるのは通常小学校へ入ってからでしょう。ほとんどの場合、一人あるいはそれ以上の教師が、言うことを聞かない、ふざける、その子の能力に見合う成績がとれないといった問題を指摘した後で、親はその子どもを受診させることを考えるでしょう。純

粋の不注意型ＡＤＨＤをもつ子どもでは、問題が現れるまで時間がかかり、中学校で明らかになるのが一般的です。中学校では、生徒への要求がかなり増え、いっそうの注意力の維持と組織化が必要となるだけでなく、毎日時間割が変化するため複数の教師への対応力が求められるからです。ＡＤＨＤの症状をもつ大人の場合、本人との関係は大切であると思う恋人、配偶者あるいは雇用者が、きちんと話を聞かない、常習的に遅刻する、だらしない、請求書の支払いをしない、家事をしない、感情的に反応する、全般的にあてにならないといった行動にがっかりさせられて、受診を促すことがきっかけとなるかもしれません。その他の問題（たとえば物質濫用、攻撃行動、生活の支障となる不安など）が生じれば、当然診察の重要性は高まります。

すべてのＡＤＨＤ症状は、一般人口でも偶発的に現れることがあり、ストレスの多い出来事の最中かその後に好発することがあります。正式の受診を考慮させる決定要因は、そうした行動の頻度、強度、持続期間、そしてそのような行動の有害さの種類です。その間、ＡＤＨＤが疑われる子どもの親、または大人とそのパートナーが、経験のある他の家族や個人と話す、支援団体の会合に参加する、そしてできるだけ自分で学ぶことはよいことです。

ＡＤＨＤを診断するのにもっとも適切な人は誰ですか

理論的には免許をもつ医師および精神保健の専門家であれば、誰でもＡＤＨＤを診断する資格があります。現在アメリカの大多数の子どもはかかりつけの小児科医によって診断されています。しかしほとんどの小児科医は、一般的に精神疾患とくにＡＤＨＤについて十分な訓練を受けていないので、これは憂慮すべき事態であると私たちは考えます。さらに、小児科医は治療薬を処方できる資格を有しており、多くの小児科医はそうしていますが、最適な投与量を計算し効果を監視している専門家は少なく、また行動的介入や、学校や家庭を基盤にした介入法を熟知している専門家はさらにわずかしかいません。多くの小児科医はこうした限界に気づいていますが、結局は診察をおこなっています。それは、子どもの行動的および感情的問題に対する特別の訓練を受けた児童青年精神科医や発達・行動学的小児科医が、著しく不足しているからです。一方で、児童心理士は診断を受ける良い選択肢です。彼らは、児童青年精神科医や発達・行動学的小児科医よりも数が多く、十分な教育訓練を受けていれば、綿密な評価をおこなった後、幅広い心理社会的治療を提供できるからです。

大人の場合は、ＡＤＨＤの専門知識をもつ心理士または精神科医のようなスペシャリストに診察を受ける可能性が高いでしょう。しかし大人の多くは、かかりつけの家庭医に頼っています。彼らもＡＤＨＤの治療薬を処方することができますが、彼らもしばしば、念入りな診断のための精密検査をおこなうための特別の訓練を受けていませんし、時間も不足しています。

ＡＤＨＤはどのように診断されるべきでしょうか

正確な数は不明ですが、ＡＤＨＤのおそれのある人々の多くが一〇分から一五分足らずの診察時間で評価されているという、不幸な現実があります。このような診察では、小児科または内科の担当医師が一般的な質問をし、家族の訴えを聞き、おそらく拙速にＡＤＨＤ症状をリストで確認するかもしれません。このような医師が、ある人をＡＤＨＤと診断し、治療薬をその場で処方するのです。これは正確な診断のための標準的診察ではありません。正確な診断のためには、患者の行動で影響を受ける人々、たとえば、子どもの場合は教師、大人であれば重要な他者のような人々から情報を得ることが不可欠です。経験を積んだ臨床医は、一対一の面接や検査場面でＡＤＨＤ関連の問題が容易に現れないことを理解しています。むしろ、実生活での日々の行動にそれらは強く現れます。その上、ＡＤＨＤをもつ人は一般に自分の行動を十分認識しておらず、また否定するかもしれません。

公式な診断ガイド『**精神疾患の分類と診断の手引（ＤＳＭ）**』では、臨床家は、症状が年少期から現れ（典型的には十二歳以前から存在）、慢性的で（症状の強度は日々変化するものの）、複数の状況（つまり、家庭と学校あるいは家庭と職場など少なくとも二つの重要な状況）で現れ、障害をひき起こす（その結果、学業、人間関係、職務遂行能力などが損なわれる）場合にＡＤＨＤと診断するべきであるとされています。

ＤＳＭは、不注意と多動に関わるそれぞれ九症状、合計十八症状が列挙されています。子どもと十六歳までの青年はそれぞれの九症状のうち六つが診断のために必要です。十七歳以上ではいずれかの九つの症状のうち五症状が診断のために必要です。

周到な臨床医は、さまざまな状況で患者の抱える問題が与える印象を知るために、患者とその親に症状のチェックリストを渡すでしょう。子どもの場合、親と教師がチェックリストに回答すべきですが、大人の場合は、患者の自己報告に加えて、パートナーおよび雇用者の回答を得ることが理想的です。最適なチェックリストによって、診断医が患者と同年齢の他者の症状のレベルを比較できます。

いくつかのチェックリストはＤＳＭに記載された十八の症状に限定した症状しか載せていませんが、臨床医の多くは不安、抑うつ、攻撃性、場合によっては自閉症症状についての質問を含んだより広範なチェックリストを用います。こうした広い範囲の評価尺度が初診時の評価にとくに適しています。それらがＡＤＨＤに類似する他の病態を除外し、同時に潜在的な随伴する問題を明らかにするのに役立つからです。またこの章で後述するように、注意障害であるとみなす前に睡眠障害や甲状腺機能異常のような障害をあらかじめ除外しておくことも重要です。

回答者は、通常各チェック項目を三～四点法で評価するよう指示されます（〇点は「まったくない」、一点は「少しある」、二点は「かなりある」、三点は「非常にある」）。二点または三点は、症状が「ある」回答としてみなされます。

子どもの診察に際して、とくに誠実な医師は、数年間の行動パターンを確認するため現在の担任教師だけでなく以前の担任教師にも評価を求めるでしょう。子どもは特定の教師との関係によって非常に異なるふるまいを示すことがよくあります。通知簿や学業成績（成人の場合は業績評価）を見直すと、症状の正確な数のみならず、もっとも問題をひき起こしやすい学校や職場状況についての重要な情報が得られる可能性があります。また、時間と費用から考えると一般的ではありませんが、教師との面接や学校での子どもの行動の観察はもっと有用でしょう。たとえば非常に混乱をきたした教室では、ほとんどすべての生徒がＡＤＨＤの症状を呈すこともありえます。また別の例では、ある活動から別の活動への移行時、または屋内から屋外への移行時が、関連する問題の誘発要因として作用するかもしれません。不注意型をもつ青年の親は、自分の子が経験している学業の問題を（宿題の時間を除いて）教師ほど十分に理解していないかもしれません。

質の高い診察には、医師による患者の医学的および心理学的病歴の詳細な再検討をおこなうための十分な時間が必要です。そのなかには**生育歴**を作成するために患者、親、さらに理想的には患者と密接な関係にある他者との長い時間をかけた面接も含まれます。こうした情報は、患者の乳児期、よちよち歩きの時期、前学齢期の間に影響を与えた可能性のある出来事を理解するために必要です。そうした出来事には、ネグレクトや虐待、家族の頻繁な引っ越し、医学的問題、事故、そして／あるいは話しことばや言語、さらに運動の遅れなどが含まれます。大人を診断する際ＡＤＨＤの症状がいつ始まったかを確定することが重要です。症状は典型的には児童期に出現するからです。

おそらくこの時点で、読者は信じられないと首を横に振り、これだけの時間をとって診察する医師やセラピストなどいるわけがないと考えるでしょう。残念ながら私たちも同意見です。今日ＡＤＨＤと診断された大人や子どものほとんどは、きわめて短時間の診察の後に診断されています。前述したように、これが過剰診断と過剰医療の今日的パターンのある部分を説明します。私たちの理想を述べれば、臨床医が数時間をかけて、情報を収集して評価尺度で評価し、詳細な家族歴と生育歴を聴取し、教師（または雇用者）と面談し、詳細な記録を作成することが、正確さを保証するために最低限必要と考えます。複雑な症例の場合（たとえば著しい不安あるいは攻撃性が併存する場合）、さらに多くの時間をかける必要があるかもしれません。著しい学習障害が併存するのであれば、本章で後述するように、認知および学力の検査を追加して実施することが適切でしょう。診断のためには、症状はどの程度標準から偏位していなければならないのでしょうか。

身長、血圧、うつ病の基本的な特徴と同じように、ＡＤＨＤの症状は連続体をなしています。この釣鐘曲線状の連続線には、標準範囲が終わり非定型的部分が始まる魔法の場所はありません。ＤＳＭは、症状が二つ以上の状況で六カ月以上患者を障害していなければならないとする指針をもうけており、もっとも重要なのは障害であって症状の数ではないことを示唆しています。研究者は、ＡＤＨＤをもつ人の症状が極端（すなわち、曲線の上部五％あるいは七％）であれば、その人は学業的にも社会的にもたぶん障害されていて、診断が必要であることを見いだしました。そうだとしても、いつも状況を考慮することが重要です。身長七フィート（訳注：約二メートルくらい）のバスケットボール選手は、コート上では優美でもタクシーに乗り込む姿はぎこちないでしょう。落ち着きがなく、不安な気質の医師は、救急治療室では心地よいでしょうが、他の場所ではそうではないでしょう。繰り返しますが、障害の重症度だけではなく、人生における重要な局面で障害がどのようにその個人の活動に影響するかも重要なのです。診断のためには、症状はどの程度標準から偏位していなければならないのでしょうか。

他の場所よりも学校や職場で症状が頻繁に現れるのはなぜでしょうか

すでに述べたように、ＡＤＨＤは注意持続の困難および注意散漫の障害であるだけでなく、動機づけの障害でもあります。動機づけには、日常の定例になってしまった課題あるいは組織化と集中を強く必要とする課題に興味をもつ能力が含まれます。ＡＤＨＤをもつ人の大多数は、報酬との関係を制御する神経伝達物質ドパミンの作用過程に問題を抱えているため、頻繁に誘惑がないと怠けてしまう可能性があります。仕事や学業が同じことの繰り返しになったり、とくに難しくなったり、あるいは他の誰か（教師や上司）が指示を出しているとき、ＡＤＨＤをもつ人はしばしばそわそわし始め、うわの空になります。しかしその人が、地球の気候変動に抗議するデモであれ、ビデオゲーム『自動車大泥棒』を数時間プレーすることであれ、ある活動に本来もっている興味を示すと、行動様式は違ってきます。ＡＤＨＤをもつ人の多くは強い情動にひきつけられるので、彼らにとって論争はとくに魅惑的です。また、騒音や閃光の激しい、累積得点で報酬系に強く訴えるビデオゲームも同様です。しかし、ＡＤＨＤをもつ人がビデオゲームに引きつけられるからといって、彼らが生まれつきゲームが上手と考えるべきではありません。カナダの研究者ローズマリー・タンノック（Rosemary Tannock）は、ＡＤＨＤをもつ若者が、過度に集中しているようでも、実際にはゲーム成績は対照群よりも悪いことを示しました。彼らが学業で苦しむ原因である情報処理の問題は、この領域でも明らかです。

ＡＤＨＤのための血液検査や脳スキャンのような客観的評価方法はありますか

簡潔に答えると、「ありません」。科学者は何年もの間、主観的影響のないＡＤＨＤのいわゆる生物学的標識、たとえば血液中の化学物質の測定、コンピューターを用いた注意課題の実行、あるいは高解像度の脳スキャン像を精力的に探してきました。しかし、誰にＡＤＨＤがあり、誰にないかを明確に示す標識はいまだに見つかっていません。

しかしわずかな進歩の兆しはあります。二〇一三年、アメリカ食品医薬品局（FDA）は、ADHDの検査として、頭皮にとりつけた電極を用いた脳波図（EEG）によって神経細胞群が生成する電気的波動である脳波を測定する検査を承認しました。低周波数のθ《シータ》波とβ《ベータ》波が優勢なパターンは、ADHDの部分的標識となるかもしれないことを示す説得力ある証拠があります。FDAが最近承認したもう一つのADHD診断法は、コンピューターを用いた注意の維持と衝動性制御を測定する検査です。これは、検査中の頭と身体のわずかな動きを検索するための赤外線追跡装置です。装置の発明者は、マサチューセッツ州ベルモントの有名なマクリーン病院を拠点にして仕事をしている精神科医のマーチン・タイチャー（Martin Teicher）博士です。現在、この装置を使う臨床医の診療報酬を支払う保険会社が現れています。しかし私たちの意見では、これらの検査は臨床医に追加的情報を供給し、診断の正確さを改善させるかもしれませんが、私たちが既述した徹底的な評価法の立派な代替法とはなりえません。この二つの装置は、一つの設定状況で、しかも限られた時間に実施されるものです。このような検査では、学校や職場のような、現実社会の常に変化する環境を再現できないのです。

信頼性の領域外にあるのが、ADHDを単回の脳スキャンで診断可能と告げる企業です。この新事態については、第十章でより詳細に取り組みます。ここでは、信用してはいけない、とだけ述べておきます。

精神疾患の分類と診断の手引（DSM）について知っておくべきことは何ですか

ＤＳＭは精神疾患を診断する方法に関してアメリカでもっとも広く用いられ、信頼されている手引書です。しかし、これまでに出版された書籍のなかでもっとも論争の多い出版物の一つです。アメリカ精神医学会（ＡＰＡ）によって出版され、そして定期的に最新のものに改訂されるＤＳＭは、数百にのぼる精神障害を記述した包括的書物です。現在この書物はその第五版が出版され、アメリカの臨床医、研究者、製薬会社、医薬品規制当局、健康保険会社、法体制、政策立案者には、なくてはならない存在になっています。一九五二年に出版された極端に薄い初版のＤＳＭは、診断の包括的手引書というよりも、統計数字の集積を主な内容としていました。その手引書には児童期発症と認められた障害は、二つのみでした。それに対して、二〇一三年に改訂された現在の第五版（ＤＳＭ－５）には、人生の早期に発症する多数の精神障害が含まれています。

過去六十年の間に、明らかに精神疾患の領域は大きく拡がりました。これは、脳や行動の科学的研究の拡がり、臨床的関心の著しい増加、そして一部の人々が主張するように、あまりにも多くの種類の行動を医療化する傾向の非常な増加を反映しています。言い換えれば、この拡がりは、行動の正常な変異、さらには発達的には適切な個人的特性すら、「病的」と刻印するよう誘惑しているかのようです。これらの点で、ＤＳＭは近年ますます議論を提起しています。批評家は、その定義が行動を正常または障害されていると、恣意的かつ硬直的に、またあまりにも主観的に決めつけると主張します。たしかにいろいろな批評が、連続体をなす病態の基準値（高コレステロールレベルなど）を決めようとする他の成果に対しておこなわれてきました。しかし、明確な生物学的標識のない精神疾患では、いっそう議論の多いものであり、しかも実際に偏位をこうむりやすいものです。たとえば、わが子のＡＤＨＤの症状を評価する親は、自らのストレスの程度、うつ病状態、あるいは子どもへの態度などに影響されるかもしれません。

もう一つの重要な批判が、基準執筆にかかわった精神科医の、潜在的な利益相反に向けられています。こうした著者の多くは、製薬会社の重役会や広告部局のために仕事をするか、研究助成金を製薬会社から得ています。実際、二〇〇六年に『ワシントン・ポスト』は、ＤＳＭの基準の執筆に関与したすべての専門家が、関連する疾患の治療薬を販売している販売会社とつながりがあると、報道しました。明らかな危険性があるとすると、こうした専門家が診断基準を緩め、診断が可能な集団を拡大し、それによって治療薬の市場を拡大することです。

DSMは、主にアメリカで用いられています。より広範囲を対象とする競争相手に、世界保健機構（WHO）の制定する**国際疾病分類（ICD）**があります。ICDには精神疾患と身体疾患の双方が含まれていて、アメリカ以外のほとんどの国々で、ときにはDSMとあわせて用いられています。私たちがADHDとして知っている病態は、ICDでは多動性障害（HKD）と呼ばれています。その診断基準はいくぶん厳しく、たとえば症状の発現年齢は十二歳以下ではなく六歳以下となっています。また、純粋な不注意型のHKDはありません。

DSMのような手引書は、多くの目的に役立ちます。障害に関する最新の科学的知見を提供し、臨床医が同じ基準を用いている保障を与え、保険担保範囲の根拠を与えます。しかし経験を積んだ臨床医は、手引書をあまりにも字義どおりに用いることはせず、ニュアンスや例外の余地を残します。加えて、DSM記載の分類は、発症に至る複雑な発展過程を必ずしも描くものではありません。

神経心理学的検査とはどのようなものですか、そしてそれは良い思いつきでしょうか

神経心理学的検査とは、認知、注意、実行機能、知能指数（ＩＱ）、そして情緒的健康状態を含む広い範囲を対象とする一連の検査を指します。児童期および成人期の精神保健問題の複雑な多様性を社会が次第に認知するようになったこと、そしてなぜある人々はその人の潜在能力に見合う程度に学習や働きができないのかをもっと理解したいという執拗な要求が高まってきたため、この検査は近年人気を集めています。一連の検査によって、長所と短所（たとえば、非言語能力に比べて言語能力が強い、作業記憶にとくに問題がある、聴覚処理に対して視覚処理が問題など）の詳細な情報が得られ、それによって治療や学校における優遇措置の勧告がなされることがあります。

しかし費用は安くありません。検査には一時間あたり三〇〇ドルかかることもあり、評価と結果の報告のために二〇時間あるいはそれ以上が必要です。徹底した検査のために一万ドルを請求する臨床医もいます。子どもが学校で重大な問題を起こしているときには、個人教育プログラム

（第九章に後述）の一環として、ときに学校心理士にこれらテストの一部を実施してもらうことが可能です。

これらの検査の利点は、単一の診断名が得られることよりも、個人の精神機能の詳細な諸特徴が描けることにあります。子どもが処理機能不全および／または作業記憶不全と苦闘しているときに子どもの行動を反抗的、頑な、あるいは空想に耽った結果などと誤解する教師と、これらの結果報告を共有することは、親にとってしばしば有利です。

知能指数（ＩＱ）検査によって、個人の知的潜在能力の測定を目的とする全検査ＩＱスコアとともに、多数の下位検査を組み合わせた神経心理学的プロフィールが得られます。読字や算数の検査は、学業面の問題を明らかにします。こうした検査は学習障害の存在を明確にしますが、検査自体がＡＤＨＤを診断したり除外したりするものではありません。

要するに、さまざまな処理能力を検査する神経心理学的検査は、補助手段としてはときに有用なものですが、ＡＤＨＤの診断を確定するための、現実世界の日常生活における個人行動の丹念な評価に取って代わるものではありません。

ＡＤＨＤ診断のためにはどのような専門的なガイドラインがあるのでしょうか

アメリカ児童青年精神医学会（ＡＡＣＡＰ）とアメリカ小児科学会（ＡＡＰ）の二つの専門家組織が、本章ですでに述べた標準的で科学的根拠に基づく実践を基にして、ＡＤＨＤ診断のための詳細なガイドラインを作成し随時更改しています。問題は、こうしたガイドラインに沿った医療をおこなう専門家がほんの一部であることと、ガイドライン遵守を義務付ける所管組織がないことです。また、残念なことに、こうした権威あるガイドラインに沿って診断するための時間と労力を補償する保険の支払いもほとんどありません。

ほとんどの一般開業医と小児科医は、ＡＤＨＤの診断に必要な手順を十分に教育されていません。またすでに述べたように、誠実で知識の豊富な臨床医といえども、通常はガイドラインを取り入れるだけの時間と経費がありません。間に合わせの診察評価によって、個人は苦痛を与えられ、未治療のＡＤＨＤの費用のために年に何千億ドルもの支払いを納税者がおこなっているといった、法外な長期的損失の証拠が蓄積されているにもかかわらず、悲しいことにこの事態は続いています。

ＡＤＨＤに似た症状をひき起こす障害や病態にはどのようなものがあるのでしょうか、そして臨床医は先に治療すべき問題をどのように見分けるのですか

いくつかの身体疾患や精神疾患が、不注意、注意散漫、組織化困難、および忘れっぽさのようなＡＤＨＤの症状に似た症状を生じさせえます。これらの症状は、少なくともときに異なる方法での治療を必要とします。優れた臨床医であれば、主障害がＡＤＨＤと判断する前に、これらを同定し評価できなければなりません。これをおこなう技法を、**鑑別診断**と呼びます。これは、患者の既往歴や症状に関する証拠を集めることによって、除外していく手続きです。

ＡＤＨＤの症状に類似した症状を生じさせる情緒的および行動的障害には以下のものが含まれます。

- **不安障害**：ここには以下の障害が含まれます。ほとんどすべてについて常に心配する全般性

不安障害、反復的で不快な侵入的思考（強迫観念）とこうした思考を打ち消すために強迫的にくり返す行為（強迫行為）を特徴とする強迫性障害（ＯＣＤ）、特定の恐怖症（高所や社会的交流への恐怖）、そして身体的および性的虐待ならびにその他の外傷的な出来事の体験の結果生じる外傷後ストレス障害（ＰＴＳＤ）。これらすべての障害は集中力を減少させるものの、しばしばＡＤＨＤとは無関係に出現します。たとえば、ＡＤＨＤの症状は間断なく存在しますが、不安障害に関連する症状は典型的には間欠的で、特定の誘発刺激と結びついています。ここでの例外は全般性不安障害で、患者は日常生活のほとんどの局面を恐れます。

注意散漫や忘れっぽさを含む不安症状のいくつかの症状は、ＡＤＨＤの症状に似ているように見えるかもしれませんが、それらは著しく違った治療法を必要とします。たとえば、中枢神経刺激薬は一次性不安障害患者をいっそう不安にします。それだからこそ、患者の問診や可能であれば他の情報提供者に症状についての詳細な質問をすることが、有能な臨床医にとって重要なのです。

- **気分障害――本来的にうつ病および双極性障害を含む**：うつ病は悲哀あるいは空虚の状態であり、通常楽しみへの動機および興味の喪失、食欲および睡眠の変化、社会的引きこもりを伴います。そして、症状が悪化するにつれ自殺思考が現れます。大うつ病は一般に集中の困難を伴いますが、この場合集中の困難は患者の気分の状態に直接結びついています。双極性障害は、躁うつ病としても知られています。異常な高揚気分、焦燥感および衝動性の症状を示す躁状態と抑うつ気分との間を揺れ動く、激しい気分変動がその特徴です。ＡＤＨＤと同じように、躁病も衝動性を伴い、思考の明確さや自己制御を妨げることがあります。しかしＡＤＨＤと異なり、躁病は通常反復性かつ挿話的で、しかも誇大的思考を伴いがちです。この鑑別診断は正しくおこなわれなければなりません。ＡＤＨＤの主要な治療薬である中枢神経刺激薬は、躁状態を増悪させるからです。

- **学習および情報処理障害**：これらの強く遺伝的な病態には、読字障害、算数障害、聴覚情報処理障害（ＡＰＤとして知られていますが、ときには個々の音の区別が困難である中枢性聴覚情報処理障害とも呼ばれます）が含まれます。これらの病態をもつ生徒は、算数、読字、書字のような学課の成績が、年齢相応の期待値（そしてしばしば彼らの全ＩＱレベル）よりも低くなります。学習障害をもつ人は、困難な学習課題に苦労しているとき、しばしば注意が散漫になり、そわそわします。他方、ＡＤＨＤはより広汎性で、努力と集中を必要とする広範囲の状況で症状が出現します。薬物療法や行動療法などのＡＤＨＤへの治療介入は、学習障害児の一般的な集中力を改善しうるものの、それだけでは十分ではありません。より特異的な治療戦略も必要です。

- **トラウマ**：はなはだしく過小に見積もる傾向にある公式報告をはるかに上回る痛々しいほど多くの子どもが，毎年身体的，性的虐待，および／またはネグレクトの犠牲になっています。こうしたトラウマは，数多くの身体的，精神的影響を子どもに及ぼします。そのなかにはＡＤＨＤの症状と似たものも含まれます。その上，ＡＤＨＤとトラウマはしばしば結びつき，関係し合います。

不幸なことですが，研究者はＡＤＨＤをもつ子どもが定型発達の子どもに比べ親による児童虐待の犠牲になりやすいことを，見いだしてきました。ＡＤＨＤをもつ子どもは養育が難しく，自らも未診断のＡＤＨＤを抱えているかもしれない養育者は，短気で過剰な反応を示しやすいのです。この場合，男の子にも女の子にも同様の危険性がありますが，大学院生であった頃のマヤ・グェンデルマン（Maya Guendelman）がヒンショーの研究所でおこなった女の子のみを対象にした研究では，ＡＤＨＤをもつ女の子はそうでない女の子に比べ，早期児童期にトラウマをより多く経験することが示されました。さらにこうしてトラウマを経験した女の子は，虐待されなかった女の子に比べ，不安とうつ病により罹りやすく，最終的に自殺を試みやすいようです。

このような場合、臨床医にとってもっとも重要な仕事の一つは、ＡＤＨＤと虐待のいずれが先行していたかをつきとめることです。そしてさらに重要なのは、虐待が依然として続いているかどうかつきとめることです。というのも、虐待に晒されている子どもには、最良のＡＤＨＤ治療でさえも効果が限定的になってしまうからです。このデリケートな課題は、虐待をしているかもしれない当事者の正直さに頼らないで、さまざまな情報提供者と面接することが必要でしょう。ストレスの多い状況と虐待経験についての情報を得るようにと臨床医を促す明確な言葉が、以前のＤＳＭには含まれていたのですが、残念なことに現行版ではこの重要な解説は除外されています。

以下に挙げたいくつかの身体疾患の一つ（あるいはその組み合わせ）がＡＤＨＤ様の症状をひき起こしているかもしれないことを確定する上で、鑑別診断は必要不可欠のものです。

- **甲状腺機能障害**：甲状腺は、細胞の代謝を調節します。甲状腺の活動が低下する甲状腺機能低下症は、不活発、不注意そして忘れっぽさをひき起こす可能性があります。甲状腺機能亢進症は、そわそわや注意散漫の原因になることがあります。

- **睡眠障害**：ここには不眠症、睡眠時無呼吸、そしてナルコレプシー（発作性睡眠）が含まれます。これらすべての疾患は、日中の注意が散漫となる眠気をひき起こす可能性があります。この場合の鑑別診断は、鶏が先か卵が先かの区別と同じように非常に困難です。ＡＤＨＤをもつ人の多くは、夜間に良好な睡眠がほとんど得られません。彼らは忙しくし過ぎ、心配し過ぎ、あるいはピリピリしているため、そのことが症状をさらにひどくさせることになります。他方、夜間に良好な睡眠を得ないことが、集中困難と不安を確実にひき起こし、結果としてその後の夜間の不眠につながりえます。

　科学者は、良好な睡眠の重要性について長い間私たちに注意を促してきました。なぜならば、良好な睡眠は情緒的・身体的健康、学習能力、そして長期記憶の固定に非常に重要だからです。とくに不眠症は、肯定的な方向ではなく否定的なものへの集中を強化する可能性があります。ＡＤＨＤの診察を完全におこなうのであれば、臨床医は患者の睡眠の質について聴き取ることを忘れず、また必要に応じて睡眠の質を調べるための検査を実施しなければなりません。場合によっては、障害物（たとえば扁桃腺）の除去が、睡眠を改善しＡＤＨＤの症状を緩和させることもありえます。
- **アレルギー**：アレルギーは、忘れっぽさや集中困難などＡＤＨＤに特徴的な症状のいくつかをひき起こすことがあります。ＡＤＨＤとアレルギーを併発することもあり、アレルギー抗原に触れることでＡＤＨＤの症状は悪化します。

• **脳損傷、発作性障害、および物質濫用**：ある種類の脳損傷は、集中困難と衝動制御障害を含む症状をひき起こす可能性があります。この出来事の連鎖は循環的となる可能性があります。初期のＡＤＨＤが衝動的で危険な行為を誘発し、その結果頭部に損傷を負い、それが当初のＡＤＨＤ症状を複雑化させるかもしれません。軽度の発作（もっともなじみのある、意識喪失につながる劇的なけいれん大発作ではなく）も考慮されるべきです。アブサンスまたは小発作として知られるこれらのよりかすかな発作では、短時間の凝視発作（ときにまばたきや手振りを伴う）がみられます。これは不注意型ＡＤＨＤと見誤られる可能性があります。さらに、青年および大人では、薬物やアルコールへの曝露がＡＤＨＤに似た症状（たとえば、大麻使用に関連する動機づけの喪失、あるいは習慣的飲酒による認知機能障害）をひき起こすことがあります。もちろん、以下に指摘するように、ＡＤＨＤがアルコールや物質の摂取をひき起こすこともあり、それがもう一つの悪循環へと導く可能性があります。

ＡＤＨＤと併存しやすい障害または生活上の問題は何ですか

研究によると、ＡＤＨＤをもつ子どもの半数以上が、ＡＤＨＤ以外に少なくとも一つの他の精神障害をもち、さらにそうした不幸な子どもの多くが二つ以上の付加的障害をもつことが強く示唆されています。**合併症**とも呼ばれるこれらの「付加的障害」は、ときにはＡＤＨＤが問題となる以前に、あるいは同時に発現します。しかしそれらの障害は、ＡＤＨＤを抱えながらの生活の結果生じてくる場合もあり、またＡＤＨＤによる失敗経験の結果であることもあります。そのため、上述した障害をＡＤＨＤ類似の疾患としてのみ考慮するのではなく、追加的治療を必要とする随伴疾患としてあつかうことが重要になります。

全体的には、ＡＤＨＤをもつ青年の約三人に一人が著しい不安障害を経験し、約四人に一人が何らかの形で学習障害を経験するとされています。ＡＤＨＤをもつ子どものほとんどは大うつ病または双極性障害を合併しないものの、四人に一人から三人に一人が青年期または成人期までに気分障害を発症するかもしれません。

トゥレット症候群もまた、ＡＤＨＤと近い関係にあります。研究では、ＡＤＨＤをもつ子どものほとんどはばつの悪い思いをさせる不随意の顔面運動、攻撃的なことばや忌みことばを叫ぶ傾向を含む音声チックと運動性チックを特徴とするこの病態を、併発しないことが示されています。しかし一方で、より小規模なトゥレット症候群患者の集団を対象とした研究では、半数以上が本格的なＡＤＨＤを有するとされています。

ＡＤＨＤのもう一つのよくみられる合併症は、行動障害です。ここには主に反抗挑戦性障害（ＯＤＤ）、および素行障害（ＣＤ）が含まれます。ＡＤＨＤをもつすべての子どもの約四〇％に、規則に従うことの拒否や大人との反抗的言い争いなどを含む、異常に手に負えない行為を特徴とするＯＤＤがみられます。こうした攻撃と反抗のパターンは、多動‐衝動型または混合型ＡＤＨＤをもつ子どもにもっともよくみられます（親はしばしばＯＤＤがなければＡＤＨＤは我慢できるといいます）。ＣＤはＯＤＤの高まった形態で、ケンカ、いじめ、虚言、窃盗といった行動を含みます。ＣＤをもつ若者は、物を壊し、家に押し入り、動物を虐待することがあります。ＣＤが高じると、重大な非行行為につながります。通常早期に発症したＯＤＤの長い経歴を有し、家族機能不全のあるＡＤＨＤをもつ若者の約五人に一人がＣＤを併発します。

物質濫用もまたＡＤＨＤに不幸にもよくみられる併存障害です。ＡＤＨＤと過剰な喫煙やアルコールおよび違法薬物濫用との間には、強い関連性のあることを、かなりの数の研究が示しています。アルコールおよびその他の薬物濫用の治療を受けている大人の患者約四人に一人にＡＤＨＤがあり、青年期ではその数が約三人に一人にまで増えます。この結果を別の視点からみると、ＡＤＨＤをもつ若者の約三分の一が成人期までに物質濫用を併発しますが、この数字は国の平均をはるかに超えています。アルコール、タバコ、および違法薬物の使用は、持続的な身体的および精神的損害をもたらすので、彼らの問題はあっというまに増大することになります。

ＡＤＨＤをもつ子どもは、同年齢の子どもに比べて喫煙やアルコール摂取および濫用を早く始め、また過剰飲酒をするようです。ある研究では、ＡＤＨＤをもつ子どもの約四〇％がアルコール摂取をおおよそ十五歳から始めています。これはＡＤＨＤをもたない子どもの約二倍の比率です。ＡＤＨＤに関連する衝動性と危険をいとわない傾向は、ＡＤＨＤによって生じる学業の失敗や社会的失敗といっしょになって、そして早くからの過剰な飲酒を促しかねません。同様に、ＡＤＨＤと診断された若者はマリファナを含む気晴らし薬に手を出しやすいようです。マリファナが次第に医療目的のために合法化されるようになるにつれて、ＡＤＨＤに随伴する不安や怒りに苦しむ十代の若者にマリファナを処方する医師も現れました。きわめて控えめにいって、私たちはこれが良い考えとは信じていません。その理由は第十章で詳しく述べます。

感覚情報処理障害（sensory processing disorder; 以前は「感覚統合機能障害〔sensory

integration dysfunction〕」と呼ばれていました）はＡＤＨＤと結びつくことの多いもう一つの診断名です。この障害はＤＳＭで認められている公式の学習障害ではありません。しかしいくつかの研究は、子どもの二〇人に一人がこの症状に障害されているかもしれないことを示しています。感覚入力に対する過敏さが症状としてあり、嗅覚、視覚、聴覚、触覚、味覚などの基礎的感覚のみならず、平衡や運動協調を統制する感覚も障害されます。明るい光や救急車のサイレンのような大きな騒音に耐えられない子どももいれば、襟づりや商標を外してもある種の衣服をチクチクする、いらいらするといって着ることを拒む子どももいます。また、他の子どもが気にしない背景騒音によって注意が散漫になる子ども、不意に触れられてびっくりして跳び上がる子ども、自分の身体と他の人や物体との距離感がわからないようにみえる子ども、力の入れ加減の感覚に問題が生じている（たとえば、消しゴムを使っていて紙を破いてしまう）子どももいます。もう一方の極端な例では、**より多くの**感覚刺激をたえず求める子どもがいます。たとえば人や布地に常に触れていたがる子ども、他人との個人空間の境界を理解できない子ども、異常に高い痛覚閾値をもっている子ども、常にくるくるまわるか跳びはねたがる子どもです。

こうした行動を示す子どもがＡＤＨＤをもつ子どもと間違われうることは、容易に理解できます。もっと議論の対象となるのは、こうした傾向がＡＤＨＤや自閉スペクトラム症の症状の一部なのか、あるいはまったく違った障害の症状かということです。

不注意型ADHDの診断に特別考慮すべき点はありますか

すでに述べたように、問題を起こしやすく人々を苛立たせることの多い多動－衝動型に比べ、不注意型ADHDをもつ子ども、青年、大人は、容易に探知レーダーの下をくぐり抜けてしまうようです。このような人が受診したときでさえ、臨床医は問題を正確に把握することが難しいかもしれません。症状が表立っていないにもかかわらず、こうした患者の多くに多動型と同じ程度に認知機能障害、学業不振、そして他の長期的問題のあることが数多くの研究で示されています。こうした人々はいわば静かに苦しんでいるのですが、同じように、苦しんでいるのです。

不注意型ADHDをもつ子どもや青年は、しばしば「ボーっとしている」または無気力と烙印《らくいん》を押されます。彼らは、ADHDをもつ若者は騒がしく反抗的、という型にはまった観念に当てはまりません。そして当然授業を妨げる学生に注意を向ける教師に容易に気づかれないままでいます。不注意型ADHDをもつ大人は、組織化やプランニング、作業記憶といった実行機能の障害を示します。優れた臨床医は、このような患者の過去の学業成績を理解するために十分な時間をかけるでしょう。不注意型ＡＤＨＤをもつ子どもまたは青年が悪行のために罰せられることは少ないでしょう。しかし、教師は「もう少し努力すれば……」、あるいは「教材にそって学習できれば、成績はもっと良くなるのに……」などと言うでしょう。開業医は、不注意型をもつ若者と他の型をもつ若者の社会生活面での違いを理解しなければなりません。多動－衝動型または混合型をもつ子どもは仲間外れにされるのに対し、不注意型をもつ子どもはしばしば無視されます。攻撃的で侵入的な仲間たちのようには背水の陣の状態ではありませんが、彼らが社会的合図を読みとる点では共通の問題をもっていて、「変わり者」と烙印を押されやすいのです。

最後に、不注意と注意散漫に苦しみ、異常に無気力でうわの空になりがちな子どもと大人の下位群にも、臨床医は敏感である必要があります。研究者は精神的および、身体的無気力を特徴とするこの「すきま」的病態を、「緩慢な認知速度（ＳＣＴ）」と呼びます。この用語はまだ公式な診断名ではなく、とくにその軽蔑的な語調は議論を呼んでいます。しかし、ＡＤＨＤとは別の独立した診断が必要となる徴候かもしれず、最近臨床的興味の対象となっています。研究者は、ＳＣＴの評価尺度で高スコアの人の約半数は、不注意型ＡＤＨＤの診断基準に当てはまらないことを示してきました。ＳＣＴはまだわずかしか理解されていないとはいえ、学校や職場で重大な問題をひき起こす可能性があるだけに、今後この分野でより多くの研究がおこなわれる必要があります。

最善の診察を確実なものにするにはどうすればよいのでしょうか

間に合わせの診断が横行し、またいまだにＡＤＨＤの存在を信じない医学の専門家がいるといった不幸な現状では、あなたまたはあなたの子どもを客観的かつ綿密に診察し、妥当な評価のために十分な時間をかける、知識が豊富で教育と経験を十分に積んだ医師を見つけることが不可欠です。

まず、あなたのかかりつけ医または子どものかかる小児科医に、ＡＤＨＤ診察の資格をもつ精神保健専門家を紹介してもらうことから始めてください。他の親、教師および地元のＡＤＨＤサポートグループも紹介先を知るためのよい情報源です。歴史的に秘密めいたシステムに新たな透明性をもたらしたのが、Yelp, Healthgrades および RateMDs.com などのウェブサイトです。こうしたサイトの情報をすべて信用することはできませんが、最初の診察予約を取る前に一度調べる価値はあるでしょう。

このことが時間のかかる過程になることは理解してください。良質な知識を得た上で準備をしておくことが大切です。本書を読み、まだ時間的余裕があれば、本書の巻末に記載した他の参考図書やウェブサイトを参照してください。受けるであろう治療のどこに自分が位置するのかを考えておけば、診察室でむだに悩まずに済みます。診察を受け診断がついた場合、薬物療法は断固反対するつもりですか。それとも、試してもいいと思いますか。行動療法のために必要なかなりの努力の準備はできていますか。

もうすでに良い診察とはどのようなものか読者は理解されたでしょう。病歴や家族歴の聴き取りのために、あなたとあなたの家族について詳細な質問に答える準備をしておきましょう。また、保険担保範囲を確認し、どの程度の治療費なら支払い可能かを知っておくことも有用です。

専門医との最初の診察には、ノートとペンまたはノートパソコンを持参し、そして質問事項の準備を忘れないようにしてください。

まとめ　診断

ＡＤＨＤの診断を確定するためには、注意深くて綿密な評価が必要です。また、診断は必ず多様な情報源から情報を収集し評価する十分に訓練を受けた専門家による決断を伴う、低い科学技術の潜在的に主観的な過程でもあるのです。いつかは、患者が簡単な血液検査または脳スキャンで明確な答えを得られる日が来るかもしれません。しかし、私たちはいまだそうした状況には至っていませんし、近い将来にその日がくるという保証もありません。コンピューター化された注意テスト、一連の高価な神経心理学的検査、ＩＱテスト、および学力試験は、背後にある認知機能の問題を的確に指導するのに役立つかもしれません。しかし、それらがＡＤＨＤの確定診断をもたらすことはありません。患者の個人歴と行動の綿密な分析に取って代わるものは存在しないのです。

有能な臨床医は、他の精神障害や身体障害がＡＤＨＤ症状をひき起こしているかもしれないことを確実に探るでしょう。それらの疾患には、睡眠障害、甲状腺疾患、トラウマ、そして不安が含まれます。ＡＤＨＤの治療薬はこれらの患者の一部にのみ効果的であり、その他の患者には重大な問題をひき起こす可能性があります。誠実な医師ならば、ＡＤＨＤとしばしば併存する、うつ病、物質濫用、反抗的行動あるいは非行などの病態について質問するでしょう。これらはすべて重大な障害であり、異なる治療が必要であるからです。

第五章
生涯にわたりADHDはどのように変わりますか

幼少期のADHDはどのような病像を呈しますか

最良の環境にあっても、幼児や前学齢期の子どもが育てやすいという人はいないでしょう。ほとんどの親は、なぜ生後三年目の子を「魔の二歳（Terrible Twos）」と呼ぶか、すぐに理解します。しかし、ここでちょっと想像してみてください。一歳で昼寝をしなくなり、他のほとんどの子よりも夜遅く寝て朝早く起き、あちこち動きまわり、通りに飛び出し、そこらにある尖ったものならなんでも拾い上げて遊ぶ子どもを想像してください。するようにいわれたことには頑なに抵抗し、ありふれた日常の出来事を権力闘争に変えてしまう子ども、幼稚園の先生や仲間の園児を恐れさせ、ときには教室から退出させられる子ども、そしてきょうだいやペットの身の安全はいうまでもなく、家具が壊されないように常に監視を必要とするような子どもを、しつけようと試みることを想像してください。これは冗談ではありません。過剰な多動－衝動性をもつ子どもは、家族の生活を終わりの見えない危機の連鎖に変えてしまいます。

このような子どもの事故による負傷の発生率はおそろしく高く、また親が緊張、自己非難、そして日々の苦悩を生じる確率も高いのです。同じ症状を有しないきょうだいが、なぜ過剰に活動的なその子だけに特別な注意が向けられるのかと悩むのは、もっともなことでしょう。過剰なストレスを抱える家族のような極端な例では、ＡＤＨＤをもつ年少児が身体的虐待を受ける確率は高くなります。

アメリカ小児科学会（ＡＡＰ）などの専門家集団は、ＡＤＨＤの診断と治療を四歳から始めるべきとの提言をおこなっています。このような早期介入の目的は、家族の団結と静けさを保ち、負傷の発生率を低減し、最終的には将来起こりうる失敗や困惑の阻止にあります。

初めて眠れぬ夜を過ごした日から将来自分たちの子どもが診断可能な障害を発症することは分かっていたと断言する親や、二歳からＡＤＨＤを診断できると主張する専門家もいますが、健常発達の極限とＡＤＨＤの行動を区別することは、子どもが四歳頃になるまで実質的には不可能です。専門家が診断可能年齢の現在の基準を、子どもが保育園や幼稚園で最初に自己制御が必要となる時期に設定しているのは、偶然の一致ではありません。

この回答が意味するように、一般に不注意型ＡＤＨＤは小学校の課題に直面するまで明らかになりません。話しことばと言語の障害、忘れっぽいこと、指示に従えないこと、遊びやお話の時間の集中欠如、初期の予備的段階の読字障害は、年少児における不注意型ＡＤＨＤの最初の徴候かもしれません。

小学校でのＡＤＨＤの典型的な影響はどのようなものでしょうか

学業成績

通常教師が学業成績を本当に気にするようになり、宿題を出し始める小学二年生になって、ＡＤＨＤをもつ子どもは現実の問題に直面し始めます。彼らは宿題の内容を書き留めることを忘れたり、注意が散漫なあまり宿題を最後まで終わらせなかったり、もっとがっかりすることとして、宿題を済ませていながら提出日に家に忘れてくることがあります。彼らは、教師の授業に耳を傾けるとか、読書サークルの時間に必要な注意を集中するよりも、もっとおもしろくわくわくするものを見つけます。

長期的研究の結果は、ＡＤＨＤをもつ子どもの半数以上が、少なくとも一度は原級留置を経験することを示しています。ＡＤＨＤと知能の間にはせいぜいわずかな相関しかなく、ＡＤＨＤをもつ子どもの幾人かは天才である可能性がありますが、他の子どもはそれほど聡明でなく、一般に算数、読字、および書字の標準化されたテストでは、平均以下の成績しかとれません。併存する学習障害がときにその原因である場合もありますが、古典的ＡＤＨＤ症状である不注意、衝動抑制不全、自己調節欠如がその原因です。

社会生活

小学二年生になると、学校での社会的要求も増加します。それまではクラスメート全員を誕生日会に誘っていた子どもも、相手を選別するようになります。遊ぶ約束をして来てほしい友達について自分の意見をもつようになり、親の意見を受け容れなくなります。子どもは徒党を組むようになり、他者の空間を侵したり、過度に攻撃的にいじめるといった社会的失態をおかすＡＤＨＤをもつ子どもは、のけ者にされる傾向にあります。ＡＤＨＤの既往歴をもつ子どもの親は、仲間とのトラブル件数を通常のほぼ三倍報告します。

うつ病、不安、自閉症、あるいは非行といった他の精神障害や行動障害をもつ子どもよりも頻繁に、ＡＤＨＤをもつ子どもは仲間からの拒絶を経験することを示す証拠があります（彼らは痛ましいほどすぐに仲間から否定的な評価を下されます）。これは決して無視すべき問題ではありません。学区全体を対象としたいくつかの大規模調査で、クラスメートの報告する小学校での仲間はずれが、非行、高校中退、長期的精神保健の問題の単一で最大の予測因子であることを、研究者は見いだしています。言い換えれば、身体疾患、学業成績、教師による学校関連の行動の報告、親の技量や問題の評価よりも、仲間はずれが子どもの発達に大きく影響するようです。その影響は放校処分に似ています。いずれの事態でも、のけものにされた子どもは拒絶の直接的傷害を受けているのみならず、学業的にも社会的にも学習を続け改善する条件を奪われます。

研究者が見いだした良い知らせは、仲間による多くの拒絶の負の影響よりも、一つの良好な友人関係の影響のほうがまさることです。ここでの問題は、ＡＤＨＤをもつ子どもが友人関係を築くのには時間がかかり、またせっかくできた友人と衝突しやすく、傷ついた関係を修復するのがいっそう難しいことなのです。

ひとたびＡＤＨＤのもたらす社会的成り行きがどれほど破壊的かが理解されれば、この障害をもつ子どもが疎外されたり、拒絶されたりしないための方策を見いだすことが、子どもの治療にとって重要な要素であることを理解しやすいでしょう。

家庭の葛藤

ＡＤＨＤをもつ子どもの親、とくにほとんどの世話をする母親にかかるストレスは、子どもが小学校に入学し、初めて教師や仲間と大きな問題を起こしたとき、大きく増加します。ＡＤＨＤをもつ子どもの母親は、教師や他の親の批判の的となるため、ＡＤＨＤをもたない子どもの母親に比べ、自尊心がはるかに低く、抑うつ的で、自責感や社会的孤立感が著しいと報告します。

研究によれば、自閉スペクトラム症をもつ子どもの親よりも、ＡＤＨＤをもつ子どもの親のほうが、養育に関連するストレスのレベルが実際に高いことが示されています。このような親の別居や離婚の率は、全国平均の少なくとも二倍と評価されています。不注意型ＡＤＨＤをもつ子どもの親にとっても、宿題をめぐる毎晩の争いが深刻な消耗のもとになります。もっとも重大な問題の一つは、何カ月あるいは何年も続く不毛な言い争い、なだめすかし、そして葛藤の結果、ＡＤＨＤをもつ子どもの親の多くがいわゆる「学習された無力症」として知られている状態になってしまうことです。その結果、親は子どもに関わることをやめるようになり、他のいかなる年代よりも明らかに制限が重要である十代の子どもへの監督を、ほとんどおこなわなくなります。

ＡＤＨＤは青年期にどのような現れ方をするのでしょうか

ＡＤＨＤと診断された青年の多くが十代（十三歳から十九歳）になる頃までに、年少児の頃に比べはっきりと多動的でなくなるかもしれません。しかし、診断された子どもの約四分の三は、十代になっても依然としてＤＳＭの診断基準を満たすでしょう。ＡＤＨＤをもつ十代の若者や大人の多くは、以前よりも身体的には活動的でなくなっても、精神は依然として高回転でまわっているといいます。さらに、ＡＤＨＤは多動だけでないことを思い出してください。注意、集中、および全般的な自己調節に関する基本にある問題がしばしば、大部分の困難の原因となるからです。

すでに述べましたが、子どもが中学校や高校に進むと、組織化の技能がますます必要とされるため、学校での問題はより深刻となります。担任教師は一人ではなくなり、毎日時間割がしばしば変わります。宿題の管理は生徒の責任になります。授業内容はますます概念的になります。基礎的な技能を早期に習得していないと、十代の若者にとって仲間に追いつくことはますます困難になります。

十八歳までにＡＤＨＤをもたない若者の少なくとも三倍も、ＡＤＨＤをもつ若者は、落第、停学または退学を経験するでしょう。前述したように、ＡＤＨＤをもつ若者の約三分の一が、十二学年（高校三年）修了前に退学しています。

青年期には、ほとんどの若者はもっと独立を求め、もっと危険を冒し、そして大人の権威に挑戦し始めます。十代の若者の脳は親からの独立への進化圧を受け、限界を試すべく組み立てられています。しかもＡＤＨＤをもつ子どもは、しばしばこの自然な傾向を極端にまで推し進めます。彼らの刺激を求める衝動的パーソナリティは、アルコール、薬物、およびタバコの濫用を含む、あらゆる種類の反社会的行動への傾向を強く伴っています。強迫的なインターネットの使用や賭け事を含むすべての種類の嗜癖行動が、多動型および不注意型のＡＤＨＤをもつ十代の若者にとっては危険物となります。ＡＤＨＤをもつ十代の若者は、他の同年代の若者に比べ低年齢から性的に活動的になります。またＡＤＨＤが深刻な公衆衛生問題の一つとなるのはこの年齢の頃です。交通事故、他の死亡事故および致命的ではない事故、非行、入院、救急治療室での処置と同様に、十代の妊娠や性感染症が通常より高率にみられるからです。すでに若い女性となったＡＤＨＤをもつ女の子は、そうでない同年代の女の子よりもパートナーからの身体的虐待を受けやすいようです。

気分障害、自傷、さらに自殺企図さえも生じる危険があります。一般に十代の若者は子どもに比べうつ病に罹患しやすくなりますが、ＡＤＨＤをもつ十代の若者はとくにその危険が高いようです。ＡＤＨＤに伴う多くの失敗や社会的拒絶を気に病み、若者は意気消沈することがあります。ＡＤＨＤをもつ女の子は、この年頃にうつ病になる危険性がとくに高いだけでなく、摂食障害、とくに衝動制御障害と関連する無茶食いや自己誘発嘔吐をともなう過食症も高率で発症します。ＡＤＨＤをもつ十代の若者は男女ともに、同年代に比べ食事と睡眠が十分ではなく、健康を損ないがちです。注目すべきは、ＡＤＨＤをもつ十代の女の子は、同年代の他の子どもに比べて、情緒的苦痛に対処するために自殺企図や自傷行為をしやすくなります。第六章で詳述するように、彼女らの衝動性は、この年代ではとくに危険です。

車の運転を意味するドライビング*は、文字どおりゴムが道路を打ちつける場所です。だから十代の若者の交通事故死が、十五歳から十九歳のアメリカ人の主な死因で、「十代のドライバー」でさえ恐ろしいですが、ＡＤＨＤをもつ青年の運転は恐怖そのものです。ほとんどの人は運転中の携帯メール着信音に抵抗するのは難しいのですが、ＡＤＨＤをもつ若者にとって抵抗は不可能

＊（訳注）ドライブには「打ち込む」とか「ぶつける」の意味があります。

なことです。さらに、仲間が同乗するだけで十代の若者は危険運転をしがちであることが、研究によって示されています。この危険性も、ＡＤＨＤをもつ若者にとっては輪をかけたものになります。

運転を始めてからの二、三年の間に、ＡＤＨＤをもつ十代の若者は、ＡＤＨＤをもたない同年代の若者に比べおよそ四倍の割合で交通事故に遭います。また、同年代の若者に比べＡＤＨＤをもつ若者は三倍多くスピード違反で検挙され、他人を事故で負傷させやすいのです。運転試験で、黄信号でも交叉点に進入しようとする危険な運転につながる、不注意（またはうわの空）および衝動性という二つの悪魔の存在を示す実質的証拠が得られました。十代の若者の運転による交通事故の死傷者が着実に増加しているので、アメリカのほとんどの州は段階的免許システムを採用するようになりました。このシステムでは、若者は段階的に難しくなる状況で運転を習います。いくつかの州は、三段階過程を指定しています。まず十代の運転者は免許をもつ大人が常時同乗しているときにのみ運転を許可され、次に中級免許または仮免許が与えられ、最後に本免許が交付されるのです。

ＡＤＨＤをもつ十代の若者の親は、その子どもに追加の運転教習を受けさせ、運転免許申請は可能な限り引き延ばすべきです。また、運転にともなう危険を常に頭に入れて、その子どもが十六歳の誕生日を迎えるずっと前から薬物療法あるいは行動療法でＡＤＨＤを治療されていることを確認しておくのも賢明でしょう。

ＡＤＨＤはどの程度成人期まで持続するでしょうか

ほんの一世代前、ほとんどの専門家はＡＤＨＤ症状が思春期に消退すると信じていました。今日、私たちは確かに身体的多動行動は青年期までには衰えるものの、強い精神的落ち着きのなさ、重度の不注意、衝動性、計画立案や自己組織化に関する実行機能障害など、他の重大な症状は、成人期に入っても十分持続することを知っています。研究によって、ＡＤＨＤをもつ子どもの半数以上が、大人になっても診断基準を満たすことが示されました。また、診断医が臨床データを情報提供者から追加収集したところ、この割合は約三分の二に増加しました。

ＡＤＨＤの診断基準を完全には満たさない大人でも、依然として不安、うつ病、物質濫用、反社会的行動、賭博、あるいはインターネット依存症のような、共存するあるいはその結果生じる障害によって、著しく障害されているかもしれません。親密な関係構築の難しさから彼らの社会的絆は擦り切れており、学業でも職業でも失敗した苦い経験をもっているかもしれません。研究者は、ＡＤＨＤと診断された大人の就業率は、同世代の大人に比べ最大一四％も低いことを見いだしました。ＡＤＨＤと診断された大人は、同業者に比べ平均して収入が三三％低く、なんらかの政府援助を受けている割合は一五％多いとされています。

要するに大人のＡＤＨＤは実際に存在するだけでなく、深刻な結果をもたらす可能性があります。

ＡＤＨＤは自尊心にどのような影響を及ぼすでしょうか

人生における他の多くのことがらと同様、基本的価値観である自尊心は適度であることが最善です。非常に低い自尊心は、うつ病や絶望につながり、心身を麻痺させることがあります。しかし過剰に高い自尊心は、人間関係を破壊するナルシシズムに近接します。

真実かどうかはさておき、私たちのほとんど全員が、自分の成績は平均よりも少し上と確信しているとの結果を示す興味深い研究があります。言い換えれば少しばかり過剰に自分自身を信じることはおそらく普通であり、また健康なことです。

しかし残念ながら、少なくとも全体的自尊心という意味で、ＡＤＨＤをもつ人にはそれが普通ではないのです。なかには陽性の自己像を維持できる人もいますが、研究によるとほとんどの人は小児期以降失敗と拒絶の経験が重なり、自尊心が低下し始めます。このような低下した自己像は、ＡＤＨＤに関連する症状と障害を悪化させます。他方、ＡＤＨＤをもつ人の多くが肥大した自己像という、反対の問題をもつこともあります。こうした人々は、特定の限られた領域で、他の人が考える以上に、あるいは客観的試験が示す以上に、自分はうまくやれていると感じていま す。この現象を臨床用語では「陽性妄想偏位（positive illusory bias）」と呼びます。当然ながらこの現象は、変わることへの動機づけの欠如を予測するでしょう。しかし、その元凶が肥大した自己像なのか、低い遂行能力なのかはまだ分かっていません。

でもちょっと待ってください。ＡＤＨＤは本当に天賦の才能ではないのですか

本章に述べる多くのやっかいな話題が、読者の心をゆううつにしてしまうとしたらお詫びします。確かに、ＡＤＨＤは天賦《てんぷ》の才能であると主張する作家や提唱者の一団が存在します。彼らがそう主張する理由のいくつかを見てみましょう。

一例を挙げます。科学者は、ＡＤＨＤに関連する遺伝子ははるか昔の狩猟採集民社会に由来すると信じています。そうした社会で危険をかえりみず衝動的な人が一定割合存在することが、その種の生存にとってあきらかに理にかなっていました。こうした状況下でのＡＤＨＤをもつ人は、潜在的な獲物にも捕食動物にももっとも油断なく、用心深い狩猟者であったかもしれません。

新しさを求めるＡＤＨＤに共有の形質は、劇的な変化が起こるときにも有用でした。たとえば、約一万五千年前にベーリング海峡に陸橋があった頃、ＤＲＤ４－７Ｒ対立遺伝子をもった命しらずの遊牧民がアジアから北米へ移住した可能性がもっとも高いのです。こうした人々は、獲物を追ってシベリアからアラスカへ向かい、最終的にははるか南米まで移動しました。研究者は、北米の西海岸を通って南米へと行けば行くほど、人骨に見いだされる（新しさを求めることに関連する）ＤＲＤ４－７Ｒ対立遺伝子の濃度が高いことを発見してきました。

ダーウィン（Darwin）の自然淘汰理論は、ＡＤＨＤに関連するＤＲＤ４－７Ｒ対立遺伝子やその他の遺伝子パターンが人類にとって本質的に有害であったなら、人類ははるか昔に消滅していたであろうことを示唆しています。そして今日、裕福で有名な実業家、芸術家、芸能人、さらには学者までもが、子どもの頃の不注意による問題や、小学校での落第を公表しています。天賦の才能説をとる人たちのなかには、ＡＤＨＤが一般に脱抑制（ブレーキの故障）の障害であることを指摘する人もいます。つまり、ＡＤＨＤをもつ人の脳は思いつきの奔流を、他の人々の脳のようにすばやく抑制しないため、より独創的な洞察につながる有利さをもっているというのです。アルベルト・アインシュタイン（Albert Einstein）は、ＡＤＨＤが天賦の才能か否かの議論の代表例になりました。彼の伝記作家は幼児期に始語が遅く、高校を中退した考えのまとまらない空想家として彼を描写しました。もう一人の代表例はヴォルフガング・アマデウス・モーツァルト（Wolfgang Amadeus Mozart）です。彼の伝記作家は、彼を下品な言葉でしゃべり、音声チックと運動性チックがあり、散歩したり、乗馬したり、ビリヤードをしたりしながら作曲する人物として描いています。

こうしたことは、私たちがさらに進んでＡＤＨＤを天賦の才能と呼び始めるべきことを意味しているのでしょうか。少なくとも現段階では、おそらくそうではありません。大企業のＣＥＯ（最高経営責任者）のなかには、ＡＤＨＤの特性が自分をより創造的にし、危険回避をすることを少なくしていると主張する人がいるかもしれません。しかし彼らはときとして、献身的なアシスタントのおかげで成功できている事実を付け加えません。また彼らは通常うまくいかなかった一か八かの決定について、長々と話すのに熱心ではないようです。このようなＣＥＯの共同経営者のなかには、おそらく違う話を語る人もいるでしょう。

ジェットブルー（JetBlue）（格安航空会社）のＣＥＯであるデビッド・ニールマン（David Neeleman）とキンコーズ（Kinko's）（コピーサービス会社）の創業者ポール・オーファラ（Paul Orfalea）（彼は学習障害を「学習機会」と好んで呼びます）は、二人ともＡＤＨＤが成功に寄与したと信じています。ニールマンは、高校時代ずっと「間抜け」だと思っていたし、思春期は途方にくれていて『ギリガン君ＳＯＳ』の再放送を見て過ごした、といっています。その後彼は、二つの航空会社を起こし、発券業務の電子化を考案し成功させました。一方、二〇〇七年には旅客機と乗客を立ち往生させた破滅的な一週間の後、彼は解雇されます。天賦の才能論者は、オリンピック・メダリスト、マイケル・フェルプス（Michael Phelps）の異常なエネルギーと非常に強い集中力を同様に賞賛します。しかしこの賞賛の声は、二〇〇九年に彼がマリファナの水パイプを手にしたところを写真に撮られ、その数年後には酒酔い運転で二度も逮捕された後、小さくなりました。

モーツァルトやアインシュタインがＡＤＨＤの診断基準を満たしていたかどうか、あるいは現代式の治療で利益を得たかを、私たちは知ることができません。個々の人生にはさまざまな変数があります。ある伝記作家が立てた仮説にあるように、モーツァルトの社会的孤立は、彼の教育に固執した父親によって彼に課せられた環境であり、また不幸なことに多くのＡＤＨＤをもつ人が共有する経験ですが、それが彼の並外れた知性をもってしても追いつくことのできなかった情緒的成熟の遅れをひき起こしたと思われます。モーツァルトはしばしば不安になり、孤独感と悲しみに悩まされ、死の直前には次のような言葉を遺しました。「私は自分の才能を楽しみ味わう前に人生の終わりを迎えることになった」。薬物療法あるいは精神療法による支援は、モーツァルトの苦痛を軽減したでしょうか。あるいは、それによって彼の才能は沈黙してしまったでしょうか。私たちには知ることはできません。しかし私たちの立場からみれば、ＡＤＨＤが天賦の才能であり忌まわしい難問であることについてのもっとも賢明な評価の一つは、精神科医であり作家でもあるエドワード・ハロウェルによるものです。彼は、ＡＤＨＤは包みを開けるのが難しい贈り物と記載しました。最良の場合でも、ＡＤＨＤは多くの世話や支援を必要とします。

ＡＤＨＤをもつ人にもっとも適した状況は何ですか

繰り返しますが、ＡＤＨＤをもつ人にとっては状況が鍵となります。魔法のように効果的な環境や職業はありません。しかし、ＡＤＨＤをもつ学生の多くにとって一時間以内に数回立ち上がり動けること、そして大人にとっては、少なくともなんらかの構造化と組み合わさった新しさと興奮をもたらす仕事を見つけられることが大いに役立つことを、私たちは知っています。この障害をもつ若い大人に規律を教え込むために軍隊への入隊を薦める専門家もいれば、営業職、警官、芸能界などの負荷の高い職業を薦める専門家もいます。ＡＤＨＤをもつ人に自営の起業家が多いのは、しばしば権威と衝突したり、他人といっしょに働くことが難しいからかもしれません。

ＡＤＨＤをもつ人が、勉学、仕事、あるいは家族を養うに至ったときには、いつも有効な治療の継続と同時に、周囲の人たちからの支援と理解がかなり必要でしょう。私たちがすでに明らかにしてきたと思いますが、同じ特性であっても、状況によっては天賦の才能となりうるし、衝突と失望の危険を生じうるのです。

ＡＤＨＤをもつ人の回復力の証拠、つまり症状にもかかわらず良い結果をもたらす要因は何ですか

ここまで述べてきた気がかりな結果の危険性を有するすべての人が必ずしも問題を生じさせるのではないことを、念頭に置くことは大切です。ＡＤＨＤと診断された人すべてが落第したり、仲間はずれにされたり、頻繁に不慮の事故で負傷したり、青年期までに物質濫用、自傷あるいは

非行などの問題を生じさせたりするわけではありません。なんとか努力して逆境に打ち勝つ下位群は常に存在します。科学者はこうした回復力を生み出す特性と環境に、強い関心をもっています。この質問に答えるだけの証拠は現段階では不足していますが、科学者はこのような防御因子が、知性、ユーモアのセンス、将来的利害の知覚能力を含む個人の内的特性に集約されることを見いだしました。

もっとも大切と思われるのは、若者の生活で支援してくれる大人（そして仲間）の存在、将来の生産的仕事へ転化しうる少なくとも一つのスキルの習得、そして有効であることが証明された治療の遵守です。欠点の修正のみでなく強さの確立をも目標とする治療戦略とともに、この分野でのいっそうの研究がまたれます。

まとめ　生涯にわたるＡＤＨＤ

就学前の期間、ＡＤＨＤ症状は多くの他の幼児の衝動的行動と区別するのが困難です。しかし極端な例では、家族の混乱、負傷、幼稚園や保育園からの除籍などの大問題につながることもありえます。慎重な臨床医ならば、ＡＤＨＤが中核的問題となる時機をとらえ、将来の悪い結果を低減する戦略を展開することが可能でしょう。大多数のＡＤＨＤは、仲間との相違が際立つ小学校年代を対象に診断されます。治療を受けていない子どもは宿題に関する問題を経験するようになり、友人を失い、学校嫌いになる可能性があります。家族関係もまた悪化する可能性があり、親は圧倒的なストレスに直面することがあります。十代の時期は、これまで以上の学業上の問題、薬物やアルコールの濫用、非行、気分障害、十代の妊娠、性病、ギャンブルやインターネットへの依存を含めた問題の猛攻撃の危険性が増し、ＡＤＨＤはさらにやっかいなものとなり、ときには壊滅的なものになる可能性すらあります。とくに深刻な危険は、青年期に死亡率の一番高い交通事故につながる不注意で衝動的な自動車運転です。

成人期までには、ＡＤＨＤと診断された人の約半数で目立った症状は消退します。しかし多くの場合、不安、うつ病、離婚、学業上や職業上の失敗などの副産物に悩まされます。ＡＤＨＤをもつ人の自己評価は時間の経過とともに低下し、彼らは過度に悲観的な自尊感情あるいは業績についての過剰な評価を避けるために、苦闘せねばなりません。

ＡＤＨＤにともなう問題は長期的であるにもかかわらず、この障害を抱える多くの人は、通常は障害とみなされることが正しい支援によって利点になりうるという考えを、育むまでに成長します。こうした人々がどのようにして不利な条件に打ち勝ち、多動性をエネルギーに換え、衝動性を創造性に換え、空想を革新的なものに換ええたのかについて、もっと研究が進むことを、私たちは熱望しています。

第六章　ＡＤＨＤに人種差や地域差はありますか

男性と女性とでＡＤＨＤの出現率はどのように異なりますか

いつまでもなくならない神話は、ＡＤＨＤは男の子のみに、あるいはほとんど男の子に生じるというものです。二十世紀のほとんどの期間、男の子の五人から十人に対して一人の女の子がＡＤＨＤと診断されました。しかし最近は、女の子の診断数が急速に増加しつつあります。二〇一一年から二〇一二年にかけて実施されたアメリカの主要な調査「児童の健康に関する全国調査」では、おおよそ男の子の約一五％がＡＤＨＤと診断され、女の子は六・七％がそうでした。つまり男女比は二ないし二・五対一となることが示されました。

私たちはこの比率がほぼ正確な実態の反映と考えています。本章で後述するように、歴史的に非常に多数のＡＤＨＤをもつ女の子が探知レーダーで捕捉されず、不利益をこうむってきました。しかし実際のところ、ＡＤＨＤは男の子に多いのです。その原因を科学者はいまだ完全に把握してはいませんが、しかしおそらく男の子の脳の発達がゆっくりであることと関連するのでしょう。この男性優位を、ＡＤＨＤは児童期に発症する自閉スペクトラム症、深刻な身体的攻撃性、トゥレット症候群のようなチックや運動障害、そしていくつかの形態の学習障害を含む神経発達障害と共有しています。早期児童期には、女の子は男の子より高い言語能力を有します。女の子はまた、より従順で、共感的であり、社会志向的です。ですから、社会的問題（自閉症）、注意／行動症状（ＡＤＨＤ）、規律遵守に関わる行動（反抗挑戦性障害またはＯＤＤ）、あからさまに攻撃的な行為（素行障害またはＣＤ）などの児童期の精神障害となると、男の子のほうが多いのも不思議ではありません。

小学校に通う時期には、行動の問題とくに**外在化**する種類（たとえば規則不遵守、攻撃性、衝動性など）が男の子で出現する可能性がより高いことは事実です。しかし十歳を過ぎると、女の子は異なるかたちで追いつきます。十歳から十九歳までの間、女の子は不安、うつ病、摂食障害、自傷など、いわゆる**内在化**する行動の出現の可能性が際立って高くなります。また、多くの女の子が生涯で最初に臨床医を受診し、ＡＤＨＤと診断されるのもこの時期です。

症状は性別によって違いますか

この質問への回答は少々複雑です。ＡＤＨＤの診断基準を満たす女の子は、一般に男の子に比べて、うわの空、注意散漫、組織化困難などを特徴とする不注意型ＡＤＨＤの診断を受けやすいです。全体的には、男の子は女の子に比べ身体的に活動的であり、衝動制御の問題を多く抱える傾向にあります。

多動－衝動型および混合型のＡＤＨＤをもつ女の子の多くは、明らかな暴力行為の発生率はかなり低いものの、衝動制御の問題、過活動行動、まったくの強情さに関して、ＡＤＨＤをもつ男の子と驚くほど似た様相を呈し、同様に行動します。同時に女の子は、過活発よりもむしろ過剰におしゃべりになる傾向があります。彼女らの衝動性は、もっと捉えにくい形をとることがあります。たとえば、過度に衝動的な女の子は、男の子と比べると往来に飛び出すことは少ないかもしれませんが、多肢選択式テストでは見境なく最初の答えを選択する傾向がより強くなるかもしれません（「認知的」対「行動的」衝動性）。

一般に、女の子は男の子よりも幼児期から、しばしば社会化されていて協力的で順応する傾向をみせます。その結果、ＡＤＨＤをもつ女の子は、男の子よりも注意散漫を埋め合わせようとするため、不安になりやすいようです。女の子は男の子よりも、典型的には学校での成績を、そして一般的には自分が他人からどう思われているかを強く気にかけます。そのため、中学校や高校でのＡＤＨＤをもつ知能の高い女の子は、ほとんど強迫的な完璧主義で症状を隠しとおすことができるかもしれません。しかし、後になって課題が習得できないほど難しくなると、隠せなくなります。

さらに、女の子は男の子に比べ自らに厳しい傾向があり、また親や家族を含む周囲の人々も、子どもが授業に集中したり、対人関係の合図を読み取ったり、自己制御をみせたり、共感や協調を示すような典型的には女性の得意領域で、不注意や衝動性によって苦闘を余儀なくされる場合に、男の子よりも女の子をより厳しく評価することを示唆する証拠があります。ＡＤＨＤをもつ女の子のほぼ半数を占める多動－衝動型または混合型の診断基準を満たす女の子にとっては、行動が男の子みたい、気味悪い、女の子の基準に合わないと評価する仲間から拒絶されやすいため、人生はとくに過酷なものとなりえます。

女性のＡＤＨＤの長期的結果は、とくに児童期に治療介入しない場合、どうなりますか

すでに述べたように、女の子のＡＤＨＤと診断される率が、男の子のそれに追いついてきています。ここでもう一つの驚くべきことをお知らせします。それは、現在の女性の比率が男性のそれと約一対一・五あるいはそれより低い比率まで近づいているのです。一体何が起きているのでしょうか。

確かなことは不明ですが、最近の生涯研究に基づいて推測することはできます。第一に、児童期の障害はほとんどが大人（親や教師）の報告に基づいて診断されます。一方大人の病気はほとんど自己報告に基づき診断されることを思い起こすことは価値のあることです。成人期に達した女性は男性よりも自分の健康管理に責任をもち、一般に健康に問題があればそれを受け入れやすいとされます。女性のＡＤＨＤについての認識が広まるにつれ、彼女らが長年不可解であったであろう疑問に対する答えを求める女性が増えています。また子どもがＡＤＨＤと診断されて初めて、自分のＡＤＨＤを疑う女性も多くいます。

決定的な影響を与えるもう一つの要因は、不注意型ＡＤＨＤ（繰り返しますが、男性よりも女性に多くみられます）は多動－衝動型ＡＤＨＤよりも持続的であることです。男性の多くにとって目立つ症状が成人期までに消失するであろう時期に、成人期の女性はまだ問題を抱えたままとなりやすいでしょう。前述したように、中核症状が改善しても、女性のＡＤＨＤにしばしば随伴する障害、たとえば不安、うつ病、摂食障害が持続するかもしれず、それが最終的に女性に受診を促します。加えて女の子は、概して男の子よりも学校での強制や学校の構造によく反応します。こうした支持的要素が失われた場合、ＡＤＨＤをもつ若い女性は組織化が困難である自らの傾向に負けてしまいやすいかもしれません。

全体としてみれば、女性のＡＤＨＤ有病率が以前推測されていたよりもかなり高いことは、もはや疑問の余地はありません。新たな診断の純然たる件数以外に、大人の女性へのＡＤＨＤ治療薬処方数が、他のいかなる人口区分に対するものよりも急増している事実があります。そのような状況でも、ヒンショーがおこなった研究の他には、成人期まで女の子のＡＤＨＤを長期間追跡した研究はほとんどなく、男性と女性の症状の間の脳を基盤にした差違に関する有用な研究もほとんどありません。それでも、ＡＤＨＤをもつ十分な数の女の子が、この障害の女性版のいきいきとした臨床像を把握するためにこれまで研究されてきました。ＡＤＨＤの厳格な診断基準に合致する女の子は、児童期には行動面、学業面、対人関係面で男の子と同じ程度に重大な問題を示します。すでに述べたように、女の子は男の子に比べ攻撃的な行動化に至ることは少ないものの、うつ病、不安、そして関連する「内在化」問題に苦しむ傾向にあります。初期のいくつかの研究は、ＡＤＨＤをもつ女の子は男の子よりも言語障害や他の知的発達の遅れに悩まされやすいことを明らかにしました。もっとも、最近の研究は、この主張を必ずしも確証してはいません。

青年期を通して、女の子は男の子と同様に、私たちがすでにＡＤＨＤに起因すると記載した重要な人生の問題、たとえば学業成績不振や社会的不適応を経験します。しかし、女の子の物質濫用への危険性は男の子よりも低いでしょう。

とはいえ、ヒンショーがおこなった研究では、一つの非常に憂慮すべき問題が見つかりました。一九九〇年代後半に開始されたこの研究は、被験対象を系統的に五年ごとに評価し、十五年追跡した後、研究結果が二〇一六年に公表される予定です。ＡＤＨＤをもつ女の子の一定割合は、早期成人期に実際の自殺企図とともに切傷や火傷などの自己破壊行為をおこないます。この危険性が高い例は、混合型ＡＤＨＤと少女の時に診断された群に主としてみられます。衝動性（そしてそれに伴う社会的問題）がここでは大きな役割を担っていることが示唆されます。事実、この混合型（不注意プラス多動－衝動型）の児童期ＡＤＨＤをもつ若い女性のほぼ四人に一人が、早期成人期までに一度は自殺を企図し、半数以上が中等度から重度レベルの切傷やその他自己破壊行為を経験します。女の子のこのレベルの自傷行為は、男の子や大人の男性には今までみられていません。

不注意型ADHDをもつ女の子では、自己破壊的行為の危険性は比較的小さいものの、注意散漫による学業面での重大な問題や高い発生率の交通事故に苦しんでいます。ADHDをもつ女の子についてキャスリーン・ナデュー（Kathleen Nadeau）とエレン・リットマン（Ellen Littman）とパトリシア・クイン（Patricia Quinn）は有名な*Understanding Girls with AD/HD*（ADHDの女の子を理解するために）で、不注意型ADHDをもつ女の子が成熟するにつれて経験する、完璧主義や社会的孤立などの特有の苦労を描いています。

人種間や所得層間で診断に差はありますか

最近の数十年で、アメリカにおけるADHDの様相は劇的に変化しました。一九八〇年代まで、ADHDと診断される子どもは、典型的には白人で郊外に住む比較的裕福な家庭の子どもでした。しかし今日、ADHDはもはや富裕な人の病ではありません。アフリカ系アメリカ人の若者は、白人の若者と同程度に診断と処方を受けています。近年貧困家庭の子どものADHDと診断される数は、富裕な家庭の子どもの数を上回っています。

言い換えれば、文化的剥奪がアフリカ系アメリカ人の子どもや若者にみられる、注意散漫で秩序を乱す行為の唯一の妥当な説明であるとした以前からあった固定概念は、隅に押しやられました。実際に、ADHDはすべての人種集団とすべての社会経済レベルにみられます。そして、有病率はこの現実に近づきつつあります。最近まで続いていた例外は、ラテン系の若者です。その理由は完全には解明されていません。長い間、彼らの有病率は他の集団よりも低く、全国調査が示す有病率は他の人種集団に比べ約半分でした。興味深いことに、メキシコから移住してきた家族の子どもはADHDの有病率が最低の部類に属し、一方プエルトリコからの移住家族の子どもは全国平均により近いことを、政府の研究者が見いだしました。同じ頃、カリフォルニア州のカイザー・パーマネンテ（Kaiser Permanente）保険維持機構（訳注：民間の健康保険組合）は、ラテン系アメリカ人の最近のADHDの有病率が他の集団に比べ急速な増加を示しつつあることを明らかにし、おそらく最終的には追いつくであろうと示唆しました。

人種的少数派と低所得者層における近年の診断率増加の理由は何でしょうか

白人富裕層および中間所得層白人の有病率を押し上げたのと同じ要因の多くが、低所得層の人種的少数派の有病率も増加させています。この障害の認識が一般に高まったこと、（少なくともある程度までの）烙印《らくいん》意識の減少、診断基準の緩和などが要因として挙げられます。同時に、白人および富裕層の子どもにも影響を与えてきた政策の変化が、低所得の人種的少数派の診断には特別大きな影響を与えました。

一九七五年以降、全障害児教育法の施行にともなって、連邦政府は、行動面、情緒面、学習面の技量に障害があると証明された子どもを公立学校が受け入れるよう命じました。しかし、特別教育にＡＤＨＤが受け入れられたのは、支持者の精力的なロビー活動によって一九九一年この法律が障害者教育法（ＩＤＥＡ）として再承認され、「健康を障害する疾患」のリストにＡＤＨＤが特別に含まれるようになってからです（第二章参照）。このような学校を基盤とする支援には、診断検査、特別指導、特別支援教室での受け入れ、（もっとも重度に障害された子どもへの）特別学級の設置などがあり、これらはすべて無料で受けられるようになりました。当然ＡＤＨＤの有病率は、その直後から急増しました。こうしたサービスにかかる数千ドルの費用を負担できない中間所得層や低所得層の家族が、自分たちの子どものために特別な待遇を求めたのです。

同じ時期に、アメリカの最高裁判所は、低所得者に対する補足的所得保障制度（ＳＳＩ）による給付の対象に、ＡＤＨＤおよび関連する障害と診断された者も含むべきであると裁定しました。またアメリカ議会もＡＤＨＤと診断された若者も含めるようにメディケイド保険の適用範囲を拡大しました。この保険で治療薬（行動療法は不可）の代金が支払われるため、その後の十年間でメディケイドで支払われたＡＤＨＤ治療薬の処方は十倍に増加しました。実際に最近の全国調査では、メディケイド受給者の子どもがＡＤＨＤと診断される率は、民間保険会社のものと比較すると有意に高い（一四・四％対九・四％）ことが報告されました。もっと劇的な転換として健康保険のために公的援助を受けている家族の子どもは、民間保険会社に加入している家族の子どもに比べ、五〇％も多くＡＤＨＤと診断されやすくなりました。

こうした要因に加えて、ＡＤＨＤの危険因子である低出生体重児の出生率が、低所得層の家族では不均衡に高いのです。こうした残念ながら増大しつつある傾向が、ＡＤＨＤの真の有病率（およびそれに随伴する疾患の診断）が少なくとも近い将来も引き続き増加すると私たちが予想しうる理由の一つです。

前述したように、ラテン系アメリカ人の有病率は平均して比較的低くとどまっていますが、この傾向も長くは続かないかもしれません。ラテン系の人々のＡＤＨＤの増加傾向が低い理由はやや不透明です。しかし、おそらく健康保険に広範囲に加入していないこととスペイン語を話す有資格の臨床医が少ないことが、少なくとも部分的には関係しています。何人かの研究者は、文化的違いを挙げており、ラテン系の大家族は、他の集団と比較して破壊的行動に対してより寛容であると同時に、精神障害の診断に伴う烙印を受け入れがたいと指摘しています。

アメリカの州の間で診断率にどの程度の差がありますか、あるとすればなぜですか

アメリカでは、子どもと青年のＡＤＨＤの診断率は、州によって著しい差があります。西部のいくつかの州では、全体的に非常に低い診断率を示しています。たとえばネヴァダ州では平均五％以下ですが、アーカンソー州やケンタッキー州などの南部の多くの州では一五％に達しています。全体では、大平原諸州を含む南部および中西部は、ロッキー山脈諸州や太平洋岸諸州に比べ

かなり高い率を示します。同様のパターンは治療薬の処方率についても当てはまります。南部州の多くでは、ＡＤＨＤをもつ子どもが治療薬を処方される率は、カリフォルニア州の子どもに比べ二倍となっています。

第三章では、最近のＡＤＨＤの診断率を上昇させたのは現代の学校教育方針の強い影響であることについて述べました。ヒンショーはリチャード・シェフラーとの共著 *The ADHD Explosion*（ＡＤＨＤの爆発）のなかで、いちかばちかの競争である標準化されたテストがますます使用されるようになった教育方針が、アメリカにおける最近のＡＤＨＤの診断率、とくに低所得層の若者の間での診断率を押し上げる最大の単一要因となってきたと主張しました。彼らは、その論拠として、カリフォルニア州とノースカロライナ州を比較した結果を示しました。ノースカロライナ州の子どもはＡＤＨＤを診断される率が三倍になっています。

確かに、カリフォルニア州はノースカロライナ州よりも多くのラテン系人口を抱えており、このことが疑いなく診断数そのものの差を部分的には説明する助けになるでしょう。しかし著者らがその事情を調整したとしても差異は残りました。また、医療の質や普及にも差はありませんでした。著者らが公立学校での実践の差に注目して、初めて証拠が見つかったのです。

相関は因果関係を保証しません。しかし、ノースカロライナ州は他の二十九の南部諸州と同様、一九九〇年代の早い時期に子どもの標準化されたテストの得点と学校の資金を連動させる「結果説明責任」という教育方針を採用したという事実のなかに、差の説明が見いだせることを示す強力な証拠があります。この教育方針の下では、生徒の成績向上を示せない学区は、問責されたり閉鎖されさえする危険性に晒されます。一番負ける学校は公立学校であり、そこはタイトル一ファンド（訳注：貧困層の子どもの就学への政府援助）やメディケイド受給者の多い貧困層出身の生徒の割合が高いのでした。この教育方針が採用されてから、これらの州でのＡＤＨＤの診断は全国傾向をしのぐ速さで増加したのです。

その後、二〇〇二学年から二〇〇三学年（school year）にかけて結果説明責任方針は連邦法の「落ちこぼれ防止法」によって全国的に展開されました。予想されたとおり、残りの二十州におけるその後の四年間にＡＤＨＤの診断率は急速に増加しました。事実、初めて資金打ち切りの脅威に晒された公立学校に通う低所得層家族出身の子どもでは、その四年間に診断率が六〇％近く増加しました。同じ州の中間所得層および富裕層出身の子どもと私立学校へ通う子ども（「落ちこぼれ防止法」は適用されない）のＡＤＨＤの診断率の増加は、それよりも劇的に低かったのです。

偶然の一致でしょうか。私たちは、そうでないと考えています。巧妙に、あるいはあからさまに説明責任を求める新たな法律に促されて、学校職員が、注意散漫な生徒の親とＡＤＨＤを話題にとりあげて話すようになった、と私たちは信じています。職員は、治療薬がテストの成績に変化をもたらすことを望んだのです。しばらくの間、いくつかの州ではＡＤＨＤと診断された子どもは特別な授業を受け、学校の総合得点を上げるためそのテストから除外することが可能でした（彼らの得点はその学区の平均点に算入されませんでした）。しかし、この策略は違法とされ禁止に至りました。

二〇〇九年以降、オバマ（Obama）大統領の教育プログラム「レース・トゥ・ザ・トップ（Race to the Top）」が「落ちこぼれ防止法」に取って代わりました。これにより鞭《むち》が飴《あめ》に置き換わったものの、依然として連邦政府の資金は学校の成績に連動しています。二〇一二年までには、結果説明責任を求める法律を取り入れた州における貧困層の子どもへのＡＤＨＤの診断の急速な増加傾向は減少に転じました。

ＡＤＨＤの有病率はアメリカ以外の国々でどの程度違いますか

アメリカが長い間ＡＤＨＤの診断の世界的中心地であり、治療薬の処方率が最も高かったことに、疑問の余地はありません。それにもかかわらず、ＡＤＨＤの**真の有病率**は先進諸国で驚くほど似ていることが主な国際的研究で示されています。ここまでに述べたさまざまな理由により、アメリカは診断された有病率が一番高いままですが、その他の先進諸国の平均ＡＤＨＤの診断率は、子どもおよび大人人口の五％強です。

第四章で述べたように、違いの考えられる理由の一つは、アメリカがこの障害をＤＳＭの比較的緩い基準に従って診断するのに対して、他の諸国は**国際疾病分類（ＩＣＤ）**のもっと制約的な指針を用いている点にあります。加えて、ある国ではある症状が存在すると判断するためには親と教師の同意を必要とする一方、他の国ではいずれか一者のみの同意でよしとしています。また、診断を下す前に子どもの症状が重大な障害をもたらすことを条件とする国もあります。国全体の考え方よりも、むしろこれらの診断実践がその国の診断率の高いか低いかを左右する鍵となる要因です。

ＡＤＨＤが未だ問題化していない最低生活水準国、そして診断率がおそらく人為的に水増しされているアメリカを除けば、世界中で驚くほど似た割合の子どもが教室での要求に対処する上で明らかな問題を抱えていることは驚きに値します。この事実は、ＡＤＨＤは生物学的脆弱性と注意や学業成績向上への要求の増大の産物という考えを信じる根拠を与えます。教育が義務的となると、自己制御と衝動統制における基底にある差異が、非常に類似したレベルで表出してきます。ＡＤＨＤはますます全世界的な現象となりつつあります。そして私たちは、学業および職業での成績向上に対する国際的圧力が高まる限り、この現象は衰えることがないと予想します。

ＡＤＨＤの増加が国際的現象になると、どのような意味があるでしょうか

ＡＤＨＤは、単に生物学的および文化的現実ではありません。近年、それは経済的関心事ともなっています。教室や職場で成績向上への圧力が全世界経済を通じて拡がっているので、ＡＤＨＤの増加が、学生の学業成績と職場での生産性についての懸念をひき起こし、また治療薬の増加率が容認されるかどうかの議論を促してきました。この疑問に対して各国の人々はそれぞれに異なる反応をしています。薬物療法をＡＤＨＤの治療の第一選択とする点で、アメリカを見習う国もあれば、それには抵抗を示す国もあります。また、ＡＤＨＤをもつ若者を受け入れる学校を制度化する国もあれば、このやり方を拒否する国もあります。とくに興味深い議論が、人口が多く経済成長が著しい中国とインドで起きています。この両国では学業成績と職業の生産性は最優先

事項であり、ＡＤＨＤの診断と薬物療法の割合が急速に増大しています。

本書執筆時点で、中国では学習障害や注意障害の子どもを受け入れる学校はまったくありません。子どもは、講義中心の一日当たりの授業時間の多い、極端に期待度の高い授業スタイルに適応することを求められます。このような状況では、重度に注意散漫な子どもにとって、ＡＤＨＤの診断と薬物療法が最良の希望かもしれません。

イスラエルでは、学業成績への高い期待がもたらす結果のもう一つの例がみられます。数年前のわずかな期間、イスラエルではＡＤＨＤの診断なしに中枢神経刺激薬が薬局の店先で販売されました。しかしこの営業は国民の反発を受け、現在では医療専門家のみが治療薬を処方できることになっています。

まとめ　集団による違い

アメリカでもまたそれ以外の国々でも、ＡＤＨＤはもはやかつてのような障害ではありません。過去数十年間、アメリカにいて、ＡＤＨＤは主に郊外に住む白人の男の子に主にみられる障害と考えられてきました。しかし近年、女の子の有病率が急速に増えつつあります。長期的には男の子と同程度またはそれ以上の障害をもたらす可能性があるにもかかわらず、一般に女の子の症状は検知が困難でした。今日では、大人の男性と女性はほとんど同等の診断率を示しています。同じことは、人種的少数派および低所得層の子どもについてもいえます。障害の認知度および高価な行政サービスを提供する政府方針の劇的な変化によって、これらの集団は診断に関して白人富裕層の子どもに追いつき、追い越しつつあります。政策の影響は、アメリカ各州における過去の診断率の差に明瞭に見ることができます。標準化されたテストの成績によって学校に資金を提供する結果説明責任法を最初に取り入れた南部および中西部地域では、他の地域に比べ有意に高いＡＤＨＤ診断率を示してきました。おそらくそれは、ＡＤＨＤを治療しテストの成績を上げるための努力と関係しています。一方世界各国でもＡＤＨＤ診断率と治療薬の処方率の増加は、学校や職場の成績向上への圧力の増加を伴っています。本書ではここから第Ⅱ部に入り、ＡＤＨＤの治療について薬物療法からマインドフルネスに至るまで、広範で多様な治療介入の景観を巡ることにしましょう。

第II部　対策

第七章

治療薬はどの程度有用または有害でしょうか

ＡＤＨＤ治療薬を服用している子どもと大人はアメリカにどのくらいいるのですか

二〇一五年、ＡＤＨＤと診断されたアメリカの子どもと青年の三分の二以上が治療薬を服用していました。最新の推定では、これは若者ほぼ四〇〇万人に当たります。このうち子どもの大半は中枢神経刺激薬を処方されています。もっとも、以下に示すように、その他の種類の治療薬も用いられています。二〇一〇年、製薬会社は七四億二千万ドル相当のＡＤＨＤ治療薬を販売しました。そのわずか二年前の販売額は、四〇億五千万ドルでした。さらに五年後の本書執筆時その額は一〇〇億ドルに迫り、二〇二〇年までには一七五億ドルに達すると予想されています。

アメリカのＡＤＨＤの診断数が急増したため、処方数も急増しました。しかし一九八〇年代から九〇年代にかけて子どもへの処方数が急増した後、最近は治療薬を服用している子どもの**割合**は診断された子どもの三分の二強と、かなり安定して推移しています。

一方、薬剤販売会社エクスプレススクリプツ（Express Scripts）などの推定では、中枢神経刺激薬を処方されているアメリカの**大人の数**は急増しており、二〇一五年までに三〇〇万人になるとされています。大人への処方の増加率は非常に高く、二〇〇八年から二〇一二年の間に五三％まで増加しました。こうした傾向でさらに驚くべきことは、ＡＤＨＤ治療薬の消費者としてもっとも急速に増えた集団は、妊娠可能年齢の女性たちであることです。もっとも広く用いられているアンフェタミン（amphetamine）配合剤のＡＤＨＤ治療薬アデラール（Adderall）（商品名）および後発医薬品が、二十六歳以上の女性に処方された年間件数は、二〇〇二年から二〇一〇年の間に、約八〇万件から約五四〇万件に急増しました。同期間に、二十六歳から三十九歳までの女性への処方件数は七五〇％にまで急上昇しました。後述しますが、これは薬物濫用の増加を示唆しています。

現在もっとも広く使用されている中枢神経刺激薬は何ですか

ＡＤＨＤ治療の中枢神経刺激薬には、二つの主要な種類があります。一つは**アンフェタミン**で、デキセドリン（Dexedrine）、アデラール、バイバンス（Vyvanse）といった商品名で販売されています。もう一つは**メチルフェニデート**[*]で、リタリン、メタデイト（Metadate）、フォカリン（Focalin）、コンサータといった商品名で販売されています。これら二つのクラスの中枢神経刺激薬が、今日のＡＤＨＤ治療薬の大部分を占めています。本章を通じてより詳細に説明するように、主に子どもと青年を対象として適切に比較対照をおこなった数百の研究結果が、ＡＤＨＤに対するこれらの治療薬の有効性を証明しています。大人を対象におこなった研究はこれより数が少ないものの、中枢神経刺激薬に関連した利益のあることを示す明確な証拠を生み出しています。

主に大人のＡＤＨＤ治療に用いられる治療薬のもう一つの種類は、ブプロプリオン

＊（訳注）現在日本では、メチルフェニデート徐放剤（商品名コンサータ）が販売されています。アンフェタミン類は販売されていません。またメチルフェニデート速放剤（商品名リタリン）は販売されていますが、ＡＤＨＤには使用してはいけないことになっています。

（buproprion）です。これは、抗うつ薬と中枢神経刺激薬の配合剤で、ウェルバトリン（Wellbutrin）の商品名で販売されています。近年、モダフィニル（modafinil）やアーモダフィニル（armodafinil）という互いに近似した覚醒促進剤を処方する医師もいます。**ユージェロイックス**とも呼ばれるこれらの覚醒促進剤は、プロヴィジル（Provigil）やナヴィジル（Nuvigil）の商品名で販売されています。アメリカ食品医薬品局（ＦＤＡ）は、ナルコレプシー、交代勤務型睡眠障害、睡眠時無呼吸による日中の過剰な眠気などの治療薬として、モダフィニルの販売を承認しました。*

本書執筆時点で、これらの薬の処方はＡＤＨＤに承認されていませんが、多くの医師はこれを積極的に「適応外使用」する傾向にあります。というのも、これらの薬は有効であるし、従来の中枢神経刺激薬よりも依存や濫用の危険性の低いことを示す証拠があるからです。モダフィニルを服用したＡＤＨＤをもつ子どもと大人に、一貫性のある改善がみられることを、三つの大規模研究が示しました。それにもかかわらず、二〇〇六年、ある専門家委員会はスティーブンス・ジョンソン症候群として知られる死をもたらす可能性のある皮膚疾患を生じさせるわずかな危険性があることを根拠にして、ＦＤＡにこの薬を承認しないよう忠告しました。この疾患は非常に稀であるにもかかわらず、ＡＤＨＤ治療薬を服用している子どもの一〇％がモダフィニルの服用に

郵便はがき

料金受取人払郵便

杉並南局承認

2753

差出有効期間
平成31年11月
30日まで

（切手をお貼りになる必要はございません）

168-8790

（受取人）
東京都杉並区
上高井戸1—2—5

星和書店
愛読者カード係行

ご住所（a.ご勤務先　b.ご自宅）
〒

(フリガナ)

お名前　　　　　　（　　　）歳

電話　　　（　　　　）

★お買い上げいただいた本のタイトル

★本書についてのご意見・ご感想(質問はお控えください)

★今後どのような出版物を期待されますか

ご専門

所属学会

〈e-mail〉

星和書店メールマガジンを
(http://www.seiwa-pb.co.jp/magazine/)
配信してもよろしいでしょうか　(a. 良い　b. 良くない)

図書目録をお送りしても
よろしいでしょうか　(a. 良い　b. 良くない)

切り替えたとしても、その危険性は無視できない程度に増加する可能性があり、用心するに値すると、委員会は主張しました。

ＡＤＨＤの薬物療法はいつどのように始められたのですか

ＡＤＨＤと診断された子どもに中枢神経刺激薬の処方が実施されるようになったのは、一九三〇年代にまったくの偶然の出来事がきっかけでした。小児科医チャールズ・ブラッドレー（Charles Bradley）と彼のスタッフは、ロードアイランドのある病院で、てんかん、自閉症症状、そして当時、微細脳機能障害（ＭＢＤ）と呼ばれていた衝動性と落ち着きのなさを特徴とする不可解な病態を主訴とする子どもを研究するために、気脳写法と呼ばれる手法を使っていました。気脳写法は、耐えがたい稚拙なＸ線撮影法で、患者の脊柱に空気を注入し、その後特別に設計された椅子に坐らされた患者を回転させなければなりませんでした。被験者となった子どもの多くは、吐気とひどい頭痛に悩まされていました。それに対処するために医師らは、アンフェタミ

＊（訳注）日本でもモダフィニル（商品名モディダール）はナルコレプシーや睡眠時無呼吸症候群の日中の眠気の治療に使用可能な薬物として、販売されています。しかしＡＤＨＤへの保険適用は認められていません。

ンの処方薬ベンゼドリン（Benzedrine）を投与しました。医師らにとって驚きだったのは、子どもが気分よくなったばかりでなく、小さな天使のようにふるまい始め、勤勉に算数の宿題に取り組みだしたのです。この現象に関するブラッドレーの報告により、ベンゼドリンは「アリスメティック・ピル（算数のくすり）」として知られるようになりました。

第二次世界大戦直前のこれらの知見の発表は、なんらかの精神障害をもつ個人に対して向精神薬が明らかに利益をもたらすことを示した二十世紀最初の事例の一つでした。中枢神経刺激薬による治療は、統合失調症、うつ病、双極性障害、およびほとんどの不安障害に対する薬物治療に先行しました。それにもかかわらず、当時「多動衝動調節障害」、「児童期の多動性反応」、あるいはＭＢＤなどとさまざまに呼ばれていた障害に中枢神経刺激薬が広く用いられるようになったのは、一九六〇年代初頭にＦＤＡがメチルフェニデート（商品名リタリン）を承認してからです。

中枢神経刺激薬はどのようにしてＡＤＨＤをもつ人々を助けるために作用するのですか

中枢神経刺激薬は必ずしもすべてのＡＤＨＤ患者に有用ではありません。しかし、大部分のこの障害をもつ子どもと大人の症状を改善させます。実際に、ＡＤＨＤと診断された一〇〇人のうち八〇人以上で症状の改善を助けうることが研究によって確認されています。またその改善には、男の子と女の子の間、子どもと大人の間、異なる人種間で反応の差が認められないことも確認されています。中枢神経刺激薬は、主にドパミンやノルアドレナリンといった脳内のある種の神経伝達物質の利用可能性を増すことによって、集中、動機、そして自己制御などの脳の力を増強します。中枢神経刺激薬はＡＤＨＤを治すことはできません。しかし、薬剤が血流および脳内で活性がある間、症状を軽減させせえます。

脳スキャンによる試験は、中枢神経刺激薬の服用が、自己制御、報酬の感覚、および集中能力に欠かすことのできない鍵となる脳の領域や経路、言い換えるとＡＤＨＤ患者の弱さの基本的領域にあるドパミンとノルアドレナリンの作用効率を増加させることを示しました。ＡＤＨＤの専門家であるイエール大学医学部のトーマス・Ｅ・ブラウン（Thomas E. Brown）は、治療薬はＡＤＨＤに関連してよくある「必要ではあるけれども本質的におもしろくない課題をおこなうための動機づけ」への典型的なＡＤＨＤに関連した抵抗に対抗する、と述べています。

これがどのように生じているかをもっと詳しく説明するため、第三章でのニューロンあるいは神経細胞で構成される私たちの脳についての記述にもどりましょう。神経細胞を隔てているのはシナプスと呼ばれる小さな間隙です。神経細胞は、シナプスを横切って移動する化学的伝達物質を介して情報を脳内に伝達します。この過程が効果的に作動するためには、神経細胞が十分量の神経伝達物質を合成して放出しなければなりません。そして放出された神経伝達物質は、この連鎖の次の神経細胞の受容体分子と相互作用するまでの時間、シナプス内にとどまっていなければなりません。

シナプスに放出された後、過剰あるいは使われない神経伝達物質は、通常それを合成した神経細胞に再吸収されます。この作業は**トランスポーター**と呼ばれる分子が担い、この過程は**再取り込み**と呼ばれます。中枢神経刺激薬のメチルフェニデートとアンフェタミンはともに、トランスポーターを妨害し、神経伝達物質の再吸収を遅らせ、結果としてシナプス後神経細胞に対するそれらの作用を増強します。

この二種類の中枢神経刺激薬は、それぞれ微妙に違った作用をします。人によっては、一方によりよく反応します。アンフェタミンは、メチルフェニデートより強力です。トランスポーターを妨害するだけでなく、神経伝達物質が貯蔵される部位からシナプスへの放出も増加させるからです。また、これら神経伝達物質に対する受容体分子の感受性も高めます。

ＡＤＨＤをもつ人にとってどの治療薬がもっとも効果的かは、非常に大きな個人差があります。

そのため医師は患者に最適の治療薬を見つけるまで、一般に二、三種類あるいはそれ以上の処方を試す必要があるでしょう。

一般に前学齢期の子どもは、ＡＤＨＤ治療薬に反応します。しかし、年長の子どもや十代の子どもほど強い反応ではありません。問題は、この年齢集団が以下に述べるように、副作用の影響を受けやすいことです。そのためアメリカの医療専門家ガイドラインは、前学齢期の子どもに対しては薬物療法を始める前に行動療法による介入を推奨しています。

一九九九年に、一二〇〇万ドルの費用をかけておこなわれたＭＴＡ研究（ＡＤＨＤをもつ子どものさまざまな治療法の研究）の最初の結果が発表され、それによって今まで知れ渡っている中枢神経刺激薬の価値が確認されました。ＭＴＡとして知られているこの研究は、今までに例のない鳴り物いりでおこなわれた画期的試験で、子どものＡＤＨＤの症状を軽減するには薬物療法が行動療法よりも効果的であり、また薬物療法と行動療法の併用とほぼ同等の有効性があることを示しました。しかし、後で詳述するように、その後の研究では、子どもが学校や社会でうまくやっていくのを助けるためには、薬物療法のみでは集中的行動療法と薬物療法の併用ほど効果的ではないことが示唆されました（第八章参照）。

中枢神経刺激薬の話題になるとしばしば登場するのは、**なぜコーヒーではだめなのか**という疑問です。カフェインは結局のところ弱い中枢神経刺激薬で、状況次第では集中を改善させえます。問題はカフェイン（およびその他の**メチルキサンチン**類〔methylxanthines〕）が、アンフェタミンやメチルフェニデートほど強力ではなく、実際に効果を発揮する用量ではいらいらを生じさせることです。また、その効果も長くは続きません。プラセボ（偽薬）よりは良いものの、万能薬ではありません。

もう一つのよくある誤解は、ＡＤＨＤをもつ人とそうでない人に対して中枢神経刺激薬が違った作用をするというものです。著名な児童精神科医ジュディス・ラパポート（Judith Rappaport）は、一九七〇年代に実施した先駆的臨床研究で、ＡＤＨＤを**もたない**前青年期の男の子にデキセドリン（デキストロアンフェタミン〔dextroamphetamine〕の商品名）を一週間投与しました。プラセボ対照でおこなわれたこの研究で、実薬を服用した男の子では、注意力が有意に増し、またいきあたりばったりの身体活動が有意に軽減しました。つまり、この研究は、中枢神経刺激薬がＡＤＨＤをもつ子どもにより大きな効果を与えるにしても、「定型発達の」子どもにも多少の効果があることを示したのです。

すでに述べたように、ＡＤＨＤをもつ人を含めドパミン低活性の人は、ほとんどの時間低覚醒状態にあります。そして、そわそわし、興奮を求め、脳を「覚醒」させるために喧嘩すら始めるのです。中枢神経刺激薬は、脳内のドパミンおよびその他の化学的神経伝達物質の活性を高め、覚醒や鋭敏さ、自己制御、そして報酬感覚の促進を助けます。中枢神経刺激薬に関するもっとも大きな誤解は、多分、この薬が子どもを小さなロボットあるいは「ゾンビ」に変えてしまい、機械的で退屈な課題にすなおに従わせるようにし、手に負えない子どもを学習成果が上がらないまま うんざりする教室でじっと坐らせるようにする、というものです。かなりの数の研究による証拠は、この主張と矛盾します。中枢神経刺激薬が退屈な課題をこつこつと進めることを容易にし、取り組む学習問題の数が増え、正確に解くようになるので、テスト成績はよくなり、進級もしやすくなることは確かです。さらに、ＡＤＨＤをもつ子どもや大人の作業記憶を増強し、適切な状況下であれば複雑で創造的な思考さえも改善することが、研究によって示されています。言葉を換えれば、中枢神経刺激薬が最良の効果を発揮した場合、退屈な仕事をするために人を覚醒させる以上の効果があるのです。

中枢神経刺激薬に代わりうる主な薬物にはどのようなものがありますか

ＦＤＡは、ＡＤＨＤ治療のために中枢神経刺激薬に代わる二つの種類の治療薬を承認しました。一つは、ストラテラ（Strattera）という商品名で販売される選択的ノルアドレナリン再取り込み阻害薬（ＳＮＲＩ）のアトモキセチン（atomoxetine）です。中枢神経刺激薬と同様、アトモキセチンは、自己制御を司る脳の前頭葉を活性化します。ＡＤＨＤをもつ子どもや青年の前頭葉は、ＡＤＨＤをもたない若者と同じようには成熟しません（第三章参照）。アトモキセチンは、ドパミンへの影響がほとんどないか、まったくないので、濫用の危険性は中枢神経刺激薬と同じではありません。しかしまた、研究ではプラセボよりも有用であるものの、一般に平均すると中枢神経刺激薬ほど効果的ではありません。この薬の主要な効果は、ノルアドレナリンの再取り込みを阻害することによる衝動制御の改善です。

中枢神経刺激薬ではないＡＤＨＤ治療薬の二つ目のグループは、脳内および身体内のノルアドレナリンの作用を増強するためにさまざまな様式で作用する高血圧治療薬です。このなかには、商品名カタプレス（Catapres）として販売されるクロニジン（clonidine）、エスタリック（Estulic）やテネックス（Tenex）やインテュニブ（Intuniv）（徐放製剤）などの商品名で販売されているグアンファシン（guanfacine）があります。[*] これら両方は、中枢神経刺激薬使用に耐えられないＡＤＨＤをもつ人の集中と自己制御の改善を助けることが示されています。また後者の治療薬は、ときに中枢神経刺激薬と併用されます。中枢神経刺激薬の効果が切れる一日の終わりに問題を有するＡＤＨＤをもつ人に、睡眠を妨げることなく援助するために用いられます。

ＡＤＨＤ治療薬の副作用はどのようなものでしょうか

すべての治療薬と同様に、中枢神経刺激薬には副作用があります。増強されたドパミンの作用は鋭敏さと覚醒状態を支えます。何時間も学習する必要があるときにはそれは望ましいですが、睡眠が必要な場合は問題となります。つまり、これら治療薬の共通の副作用は睡眠障害であり、

＊（訳注）日本でもアトモキセチン（商品名ストラテラ）とグアンファシン徐放製剤（商品名インテュニブ）が販売されており、ＡＤＨＤへの使用が可能です。クロニジン（商品名カタプレス）は販売されていますが、ＡＤＨＤへの保険適用は認められていません。

臨床医は服用量と服用時間を注意深く調整する義務があります。中枢神経刺激薬は一般に食欲も抑制します。そのため昔は減食剤としても処方されていました。軽度の胃痛と頭痛は、かなり一般的で、とくに身体が最初に治療薬に順応するときにみられます。中枢神経刺激薬は末梢神経系に作用し、心拍数をわずかに増加させ、また血圧をわずかに上昇させます。心臓障害の既往のある人がこれら治療薬を服用する際には、注意深い監視が必要です。成長過程にある子どもがADHD治療薬を長期に連用すると、最終的に身長が最大で一インチ（訳注：一インチは二・五四センチメートル）低くなる可能性があります。その原因は、おそらく過剰なドパミン活性が成長ホルモンの放出を低下させるためです。最近の研究は、この影響の持続期間についていりまじった知見を提示しています。成長の抑制は一時的であるとする研究もあれば、少なくともいくつかの例ではもっと持続的であるとする研究もあります。

食欲減退や不眠を含めた中枢神経刺激薬のもっとも一般的な副作用は、とくに医師が家族や大人の患者と協力して最適な処方内容、用量、服用時間を計画すると、最初の服用から数週間後にはしばしば消退します。

通常よりも多い量では、中枢神経刺激薬は強迫行動、幻覚、および妄想を含む重大な結果をもたらす可能性があります。これらの薬物の濫用の潜在的危険性については本章の後半で詳述します。

　モダフィニルの報告されている副作用のもっとも一般的な（それでも比較的稀な）ものは、頭痛、悪心、神経過敏、鼻炎、下痢、背部痛、不安、不眠、浮動性めまい、そして消化不良です。アトモキセチンの副作用には、入眠困難、口渇、食欲減退、胃のむかつき、悪心または嘔吐、浮動性めまい、排尿困難、そして性機能不全が含まれます。クロニジンおよびグアンファシンを服用した人は、口渇、浮動性めまい、傾眠、便秘、そして疲労を報告しています。

　妊婦は、いかなる治療薬の服用にも特別な注意を払わねばなりません。使用に先立って必ず医師に相談する必要があります。妊娠期間中の中枢神経刺激薬の出現可能性のある影響は、未だ十分に研究されていません。動物実験では子宮内での中枢神経刺激薬への曝露は、仔の行動障害や神経学的障害さえひき起こす可能性が示唆されています。用心をするに越したことはないので、医師はほとんどの場合、妊婦は中枢神経刺激薬の使用を避けることが最善との点で一致しています。しかし妊婦のＡＤＨＤ症状が非常に重篤である稀な例では、胎児の中枢神経刺激薬への曝露の危険性と母親の危険運転など衝動的行動による他の危険性とを秤にかけた判断を、臨床医はせねばなりません。

強力な中枢神経刺激薬の年少期の服用は脳の発達に悪影響を及ぼすでしょうか

アメリカでは、ますます多くの子どもが、そしてますます年少の子どもがＡＤＨＤと診断され薬物療法を受けていますので、親などが治療薬の長期的影響を心配するようになりました。いくつかの小規模研究は、中枢神経刺激薬の有害性についての警告を発しました。そのなかには、心臓発作、がん、うつ病、ＤＮＡ損傷が含まれていました。しかし、より規模の大きな他の研究によって、これらは次々と反証されてきました。心臓発作の危険性は、心臓障害の既往をもつ少数の子どもにのみ認められました。また、がん、うつ病そしてＤＮＡ損傷に関する懸念は、より綿密で注意深い研究により、誤りであることが示されました。中枢神経刺激薬がのちに他の治療薬や薬物への依存を促進しうると示唆した動物実験は、ヒトの標準的臨床治療とは異なる方法を用いていたことが明らかになりました。具体的にいうと、ヒトの子どもに経口投与される中枢神経刺激薬の用量に比べ、マウスやモルモットははるかに多量の薬を**注射**で与えられていました。

基本的には、ＡＤＨＤの主要な専門家は、ＡＤＨＤ治療のために中枢神経刺激薬の長期服用が患者の脳になんらかの危害を及ぼすことを示す説得力のある証拠は今日に至るまでない、と考えています。事実、数名の著名な研究者は最近、ＡＤＨＤ治療のために与えられた中枢神経刺激薬は、発育期の脳に有害ではなく、むしろ「神経保護的」であり、長期的に脳を改善するかもしれないとまで言っています。実際にいくつかの研究は、中枢神経刺激薬を数年間服用したＡＤＨＤをもつ若者は、薬物療法をおこなわなかった対照群に比べ、平均するとより大きな脳容積をもつことを示しています（第三章で、ＡＤＨＤをもつ人は重要な脳構造が対照群に比べ平均してより小さいと記述した点を思い出してください）。

しかし、ＡＤＨＤ、脳スキャンおよび薬物療法を研究する他の専門家は、中枢神経刺激薬は脳に対する長期間の陽性作用があるという主張は、未だ証明されていない、と強く反論していることに注意することは重要です。一つには、「神経保護的」という主張を支持するために引用された研究は、標準的な研究方法に依拠していませんでした。こうした研究は、ＡＤＨＤをもつ被験者を治療薬服用群とプラセボ服用群に無作為に割り当て、数年間経験をみてその期間中は定期的に脳スキャンをおこなう必要があります。これらの臨床研究はすでに有用性が確立された治療を子どもにおこなわないため、非倫理的と考えられるでしょう。

「リタリン戦争」とは何のことですか

一九六〇年代末から一九七〇年代にかけて、アメリカの多くの地域で中枢神経刺激薬の使用が急激に増え始めるとともに、これに関連する議論もうなぎのぼりに増えました。議論の一方の側に立つのはＡＤＨＤの指導的な専門家、この障害を治療している医師、そして治療薬の生徒に対する陽性の効果を経験した教師や校長であり、彼らは治療薬が安全かつ有効と主張しました。一九八〇年代には、「注意欠如・多動性障害をもつ子どもと大人の会（全米最大のＡＤＨＤ自助および支援団体。略称ＣＨＡＤＤ）」などの全国的擁護団体も治療薬を支持しました。

しかし、この考え方に挑戦し、治療薬の安全性と必要性に懸念を表明したのは、多くの思慮深い専門家、医師そして慎重な親を含めた、さまざまな批評家のグループでした。論争のこちら側に立つ人たちのなかには、時々「精神薬理学的カルビニズム」と称される考え方の支持者が含まれていました。これは、治療中であろうとなかろうと、個人あるいは家族の集中的努力によって苦労して得られた精神保健のみが価値のあるものだとする考え方です。この考えの支持者は、治療薬はその場しのぎに過ぎず、根本的問題は解決されないまま症状を一時的に解消させるだけだと主張します。

サイエントロジー教会およびその隠れみの団体である激しく精神医学の専門性に反対する「市民の人権擁護の会（ＣＣＨＲ）」などの過激な反対集団の挑発的かつ誤解に基づく役割がなければ、この対立はおそらく戦争とは呼ばれなかったでしょう。これら集団は、ほとんどすべての向精神薬に反対する運動を起こし、一九八八年にはＡＤＨＤ治療薬についての激しい否定的圧力に油を注ぎ、一時的に治療薬の全国の処方数と売上高が落ち込みました。挑戦的な精神科医ピーター・ブレギン（Peter Breggin）は、*Talking Back to Ritalin: What Doctors Aren't Telling You about Stimulants for Children*（リタリンへの反論―医師は子どもに処方される中枢神経刺激剤について何を言わないか―）の著者であるが、治療薬は子どもを「ゾンビ」に変えてしまうと主張してその論争の炎をあおりたてました。二〇〇一年、ブレギンはＰＢＳ放送によるインタビューのなかで、治療薬が「ストレス過剰の家族や学校が波風の立たないように機能するのを助ける。それはしばしば視覚教材や子どもに馴染みのあるわくわくさせる技術の使い方を知らない教師の指導のもとで、三〇人の子どもといっしょに退屈な教室でおとなしく坐っている服従的な子どもを作ることだ」と述べました。同じ頃、ＣＣＨＲは、少なくとも三つの州で精神科医と製薬会社に対する六件の集団訴訟を起こす原告側弁護団を励ます支援をしました。しかしこれらの訴訟は、二〇〇三年までにすべて退けられました。

ＡＤＨＤの権利擁護団体ＣＨＡＤＤも、製薬会社からの金銭的支援に大きく依存していることを根拠にして、「リタリン戦争」で砲火を浴びました。二〇〇〇年、最終的に却下された民事訴訟の一つの原告団は、ＣＨＡＤＤを製薬会社ノバルティス（Novartis）と、アメリカ精神医学会（ＡＰＡ）の共謀者として訴えました。その理由は、この三者がＡＤＨＤの診断を「でっちあげ宣伝し」、中枢神経刺激薬の販売で製薬会社が利益を得られるよう共謀した、というものでした。近年、ＣＨＡＤＤの指導者らはそうした告訴に敏感になっています。ＣＨＡＤＤは継続して薬物療法を第一選択治療として支持し続けるものの、寄付金の出所を多様化することに心を砕き、会員には治療薬に代わる療法を積極的に教育しています。

治療薬の効果はどのくらい続くのですか

これは重要な質問です。前述のＭＴＡの研究を思い出してください。研究者は十五カ月の試験治療期間中、ＡＤＨＤ症状の軽減において薬物療法が行動療法をしのぐことを見いだしました。しかし、試験期間終了後の最初の一年間に、この優位性は当初の約半分までに減少しました。さらにその後の一年間で、薬物療法の当初の優位性は消滅したのです。言い換えれば、いずれかの治療群に無作為に割り当てられた子どもの症状は、以前よりは改善したものの、行動療法に対して薬物療法が当初もっていた優位性は維持されませんでした。その後十二年の追跡調査でも、この両群の基本的に同等の改善という傾向は続きました。

研究者自身もこうした結果について、答え以上に疑問があることを認めています。こうなったのは、子どもが治療薬の服用を中止したからでしょうか（実際に多くの子どもが服薬を中止しましたが、それですべてを説明できません）。研究中の厳格な管理の手を離れ地元のかかりつけ医にもどり、それほど頻繁に状態を観察し用量を調節しなくなったために、治療の水準が低下したのでしょうか（おそらくそうでしょう）。あるいは、治療薬の効果が単純に減少したのでしょうか。少なくとも一部の子どもでは脳が増強されたドパミン作用への耐性をもつようになるようです（この仮説はもっと確証が必要ですが、少なくともＡＤＨＤをもつ一部の人では、数年を経て治療薬の効果は失われるようです。ありうる説明としては、時間の経過とともに治療薬によってより多くのドパミンが神経受容体に結合するため受容体の感受性が低下することが考えられます）。

追跡研究の結果は、治療薬の利益に関する当初の楽観的な見解をとりまく大宣伝の一部のみを支援したのでした。しかしその研究の主な意味するところを無視できません。治療薬は短期的には（そしておそらく数年の間）症状の軽減を助けうることは明らかなようですが、それは万能薬ではなく、おそらくＡＤＨＤをもつすべての人にとって生涯を通じた持続可能な解決ではないでしょう。最良の結果のためには、技量構築アプローチと呼ばれる能力開発アプローチを介入当初から併用すべきです。しかし悲しいかな、アメリカの医療制度は、ほとんどこの最良の組み合わせを補助金の対象にしていないのです。

ＡＤＨＤをもつ十代の若者の多くはなぜ治療薬服用をやめてしまうのでしょうか

調査では、アメリカの若者はＡＤＨＤ治療薬を平均して十八カ月以上は服用しないことが示されました。このことは、臨床的に注意散漫な十代の若者だけでなく、他の多くの精神科的および内科的な慢性疾患をもつ人々にも言えることです。長期的には、ものぐさがしばしば勝利します。ものぐさは確かに、薬物のみに頼る長期治療計画の弱点の少なくとも一つの要因でもあります。その上、さまざまな身体的あるいは精神的な慢性疾患をもつ多くの人々は、治療を続けていくことが感情的に困難と思っています。毎日の服薬が自分の病やそれらに付随する烙印を日々思い起こさせるからです。

それにしても、治療薬の服用率が十代（十三歳から十九歳まで）の間に劇的に低下するのをみると、若者にとってADHD治療薬を続けることはとくに困難です。十代の若者は、よく知られているように他人からの批判に敏感で、仲間とうまくやっていけるか不安に思っています。また、青年の多くは服薬治療を受けているという感じを嫌いだといいます。服薬によって、彼らは自発的で、創造的で楽しいの対極に位置する、制約されている感を持つことになるのです。このことは十代の若者の医師や家族にとり、やっかいな課題を提起します。十代は車の運転やデートに伴う危険性をはじめとして新たな危険をひき起こす時であり、一方大学入学の出願のために学業がきつくなるからです。

医師は薬物療法をどのように管理すべきですか

各人に適した治療薬とその用量を見つけるには、一般に長い時間と多くの試行が必要です。前述したように、診断された患者の多くが最初の治療薬で耐えがたい副作用を経験します。そうだとしても、他の治療薬（または異なる用量レベル）がうまくいく場合もかなりあります。しかし、中枢神経刺激薬にまったく耐えられず、非中枢神経刺激薬を用いなければならない人もいます。新たな治療薬を試行する最初の二、三週間は、医師は患者と頻繁に連絡を取り合って、十分な頻度の経過観察のための診察を計画しなければなりません。治療薬を処方された患者やその親が、薬の用量、服用時間、効果、副作用などを記した服薬記録をつけることは大いに役立ちます。こうした記録を続けることは、経過観察の期間中家族と臨床医双方にとって同様に役立ちます。

ひとたび適切な処方が見つかれば、用量の調節が必要となるかもしれません。初回用量は、通常患者の年齢と体重によって決定され、それ以後は親や教師からの情報によって増減されます。もっとも良いと思われる方法は、二、三通りの異なる用量を系統的に試し、週に数回の教師の評価を手に入れて、得られた情報を用量調節の参考にすることです。

私たちはこの点を強調します。前もって特定の個人にどの治療薬や用量が有効かを知る方法は、ほとんどないからです。科学者らは、長年このような予測を試みてきましたが、現時点で試行錯誤に代わる良い策はありません。実際、もしどこかの研究所が（遺伝子、行動および認知機能評価、またはその他）についての情報を用いて、どの治療薬のどの用量に誰が反応するかを正確に予測する方法を手に入れたとしたら、その方法に投資することをおすすめします。本当であれば、それは大発見だからです。現在私たちにとって最良の方法は、系統的試行錯誤法です。

子どもは成長するにつれて、徐々にもっと多い用量を必要とするかもしれません。そしてときには治療薬は当初の有効性を失い、調節が必要となります。濫用される薬物では、**耐性**が、以前と同じ「ハイ（恍惚感）」を得るために短期間、たとえば数日間で用量を増加させねばならないときに生じます。この現象は、ＡＤＨＤをもつ人の中枢神経刺激薬の治療量ではみられませんが、数カ月あるいは数年をかけた緩徐な耐性が生じ、（行動あるいは認知機能の当初の改善を維持するために）次第に用量を増やし、最終的には改善が維持できなくなるかもしれません。これがＡＤＨＤをもつ子どもに薬物療法の補足、あるいは代替として行動療法（大人には認知行動療法）を私たちが強く薦める理由の一つです（第八章を参照）。

医師は、家族が短時間作用型（最大四時間の作用時間）あるいは長時間作用型（個人や処方の違いに左右されますが約一〇時間の作用時間）治療薬のいずれが最も効果的かを決めるのを助けられます。作用時間のより長い薬をのむと睡眠に問題を生じる子どももがいます。しかし、他の多くの子どもにとって正午あるいは放課後の服用が必要でないのはとても大きな利点です。また、医師はいつどのように服薬するかを家族に助言するでしょう。中枢神経刺激薬は子どもの食欲を低下させることがあり、多くの親は服薬前の朝食の分量を増やし、夕食は遅らせ、そして（よくて）半分しか食べられない昼食を補完するために就寝前に軽食を与えさえします。

誠実な医師であれば、週七日服薬すべきか、または授業日だけ服薬するかも慎重に考えるでしょう。治療薬は、子どもが放課後のスポーツや宿題をするときの集中を高め、けんかっ早い子どもの家庭の平和維持に役立ちます。しかし多くのＡＤＨＤ専門家は、なんらかの成長の遅れをとりもどすため、週末あるいは少なくとも日曜日の服薬中止を、休日や夏休みの間の休薬と同様に薦めています。

理想的には、医師は六カ月ごとあるいは年一度よりも頻繁の診察を計画する必要があります。ＭＴＡ研究では、担当医は最初の一カ月を適切な用量を決定するために毎週診察し、その後は月に一回三〇分の親子面接をおこないました。その間、子どもの教師からは定期的な報告も受けました。またＭＴＡ研究の担当医は、毎月の診察の一環として、親の同席なしに子どもとの面接を必ずおこない、治療薬に対する子どもの自由な意見を聴き取りました。この標準的診察スケジュールがほとんどの健康保険で請求できないのは、確かに残念なことです。しかし、比較的頻繁で意義のある診察、それを私たちは、少なくとも年二回一〇分の診察と考えていますが、それがないと成功の可能性は限られるでしょう。

患者はどのようにすれば効果的な薬物療法の機会を利用できるでしょうか

最善の第一歩は、かかりつけ医に相談し援助を求めることです。おそらく専門医を紹介してくれるでしょう。もしあなたがＡＤＨＤをもつ子どもの親であれば、アメリカでは児童青年精神科医が不足しているという不幸な現実に直面することでしょう。つまり、児童青年精神科医の診察を受けようとすると、あなたは診察のために長い期間待たされた上に、特別高い診察費を支払うことになるかもしれません。

医師でない精神保健専門家でもＡＤＨＤを診断できるかもしれませんが、アメリカでは、二、三の州を除き、治療薬を処方できるのは内科医、小児科医、精神科医などの医師（ＭＤ）だけであることを覚えておいてください。あなた自身またはあなたの子どもが診断されたら、処方のために医師の診察を継続する一方、心理士またはソーシャルワーカーによる行動療法を定期的に受けたり、教育的介入の実施のために子どもの学校と協力することもできます。

あなたに合う医師を見つけるまで、あちこち相談しなければならないかもしれません。必要なだけ十分な時間をかけてください。ＡＤＨＤの管理には生涯かかる可能性があります。長期的な共同関係と考えましょう。

一つ警告しておきます。診察室に製薬会社名の提供品、たとえば中枢神経刺激薬名の入ったペンや時計やカレンダーを多く置いている医師には用心してください。あなたが探しているのは、広い見識と確かな技能をもつ医師です。何の疑問も抱かない成功者や利益相反のある医師ではありません。

ＡＤＨＤ治療薬の服用がその後の薬物濫用の危険性にどのような影響を与えますか

多くの研究者がこの問題と取り組んできました。しかし現時点では、相反する仮説が多くあり、明確な答えはありません。専門家のなかには、行動上の問題のために治療薬を処方することが、若者に薬が人生の課題への適切な対処法であると教えると主張する人がいます。また、脳内の報酬中枢への中枢神経刺激薬の作用が、患者がその後の人生で薬物依存になる条件となるかもしれないと懸念する専門家もいます。今ある証拠を考えると、早くから治療薬の有益な作用、たとえば学業面および社会面での成功が、十代に到達した子どもの危険な薬物使用を最終的に避ける上で役立つと考えることが合理的である、と私たちは信じています。

この質問に私たちが明確に答えられない理由は、信頼に足る無作為臨床試験の実施があまりにも問題があることです。前述したように、このような試験をおこなうには、研究者がＡＤＨＤをもつ一群の子どもから彼らの助けとなる治療薬を何年にもわたり奪うことになり、非倫理的となる危険性があります。

代替策として、何らかの理由で治療薬を長期間服用したＡＤＨＤをもつ子どものグループ、あるいはまったく服用したことのないグループを見つけ、研究することを試みた研究者もいました。この「自然主義的」研究の問題点は、知性、学業成績、良質な医療への利用可能性、ＡＤＨＤ症状の重症度などの変数に関して、このようなグループを十分に対照させることがほぼ不可能なことです。そこで、やっかいな問題が浮上します。長年治療薬を服用している子どもは、そもそも症状が非常に重かったためにそうなったのかもしれないのです。そして、もしその子どもに結局物質濫用の問題が生じたとき、この結果が治療薬によるものか、あるいは当初の障害が重症であったためかを知ることは不可能でしょう。

こういった支障があるにもかかわらず、何人かの違った研究者がこのような比較を試み、ＡＤ

ＨＤ治療薬の服用は将来の物質使用および濫用の危険性を増しも減らしもしないことを示唆する知見を得ました。この全体的な知見は、おそらく治療薬の保護作用が確かに存在する一群と、治療薬が脳を実際に感作し、後に濫用するようになる一群の二つ（あるいはそれ以上）の結果を平均化して得たものと思われます。各々の群にどのような特徴を有するＡＤＨＤをもつ若者が該当するかを知るために、さらに研究が不可欠でしょう。

ＡＤＨＤ治療薬の服用者はどれほどそれに依存したり濫用したりしやすいのでしょうか

依存の危険性は、実のところあつかいにくい問題です。この問題についてはこれまで十分な研究がおこなわれていません。その理由は、ここでも治療薬とプラセボを用いた長期試験の実施が困難だからです。アメリカ健康保健薬剤師会（ＡＳＨＰ）は、処方されたとおりに服用しても、治療薬は「習慣性」がありうると警告してきました。しかし、精神的依存の危険性はおそらく低いことを示唆する研究もあります。たとえば、研究者がＡＤＨＤと診断され治療薬を服用する子どもと、プラセボを服用する子どもを比較すると、治療薬を服用した若者は行動面での改善を自分の個人的努力によると考えていることが見いだされました。

また、多くの研究者はＡＤＨＤをもつ人にとって中枢神経刺激薬の濫用は大きな脅威とはならない証拠を見いだしています。一つには、ＡＤＨＤをもつ人は中枢神経刺激薬で多幸感を感じることが稀です。そのかわりに、おそらく明確に異なる遺伝子構造のため、通常彼らは治療薬で抑制されていると感じます。薬物が衝動性を抑制するように働きます。ＡＤＨＤを**もたない**人は中枢神経刺激薬で多幸感を経験しやすいことを考えると、これは興味深い現象です。さらに、こうした多幸感を感じるためには、中枢神経刺激薬をつぶし、コカインのように吸い込むか注射する必要があります。また近年のＡＤＨＤ治療薬市場では粉砕しがたい長時間作用型製剤が優位を占めています。

ＡＤＨＤをもたない人の間でＡＤＨＤ治療薬の濫用はどの程度問題となっているのでしょうか

これは、懸念の一つの原因です。近年、ＡＤＨＤのために処方される中枢神経刺激薬は、学校や事務所でほぼすべての人の生産性や成績を改善しうる「スマートピル」との評判を得ています。

いくつかの調査や他の推定によれば、期末レポートの完成、一夜漬けの試験勉強、退屈な講義や日々の事務作業での集中維持に、大学生や高校生を含めたＡＤＨＤではない人がますます治療薬を使っていることが示されています。

著名な科学雑誌『ネイチャー』(*Nature*)で二〇〇九年に掲載されたある議論で、七人の代表的な生命倫理学者と神経科学者は能力向上薬物の使用を支持し、「認知機能増強は、個人および社会に寄与するところ大である。そして、これに対する社会の適切な反応は、危険性を管理しながら、増強を利用可能とすることである」と主張しました。残念なことに、私たちは今日に至るまでこのかなり大きな危険性を、まったくうまく管理できていません。

私たちは、認知機能増強には原則的に賛成です。しかし直ちに問題となるのは、ＡＤＨＤの有無にかかわらず、処方された中枢神経刺激薬は確かに覚醒と注意を長時間持続させえますが、記憶と学習に関しては利益は共有されないことです。入念におこなわれた研究で、ＡＤＨＤをもたない人にとって、とくに中枢神経刺激薬の学習への効果は、非常に少ないかまったくないことが示されました。実際に、処方された中枢神経刺激薬を濫用する学生は、濫用しない学生に比べ高校や大学での成績平均値（ＧＰＡ）が低い証拠があります。もともと非常に発達した注意と集中をもつ人にとり、中枢神経刺激薬は学習を妨げ、極端な場合は過度に集中するなどの強迫行動を生じさせ、柔軟な思考を低下させる可能性があります。さらに心臓に障害を生じさせる危険性など、身体に有害な作用を及ぼす可能性があります。

これと同時に、ＡＤＨＤをもたない人にとってもっと大きな問題は、濫用と依存の危険性がかなり大きいことです。すでに説明したように、この治療薬は、とくに錠剤をつぶして鼻から吸い込むかあるいは注射すると、ＡＤＨＤをもたない人に多幸感をもたらします。しかし錠剤のままでも、ＡＤＨＤをもたない人にとって嗜癖や依存になる可能性は、ＡＤＨＤをもつ人に比べてはるかに高くなります。実態にもっとも近いと思われる推定では、ＡＤＨＤ治療薬を非合法に服用する一般集団の一〇から一五％の人が依存症になります。これはＡＤＨＤをもつ人が依存症になる率に比べるとかなり高いのです。ＡＤＨＤをもつ人が依存症になる率は一％以下のようです。

ＡＤＨＤの診断数と処方件数の急増のために、友人の間でやりとりし他人に売り渡される中枢神経刺激薬が豊富に供給されるようになり、濫用と依存の危険性も大いに増加しました。濫用の率がもっとも高いのは大学のキャンパスで、学生は中枢神経刺激薬を勉強のために、そしてときにはパーティーで浮かれ騒ぐために使います。インディアナ大学のアルコール／ドラッグ情報センター長ディー・オウェンズ（Dee Owens）は、良い成績を維持し、体重を下げ、眠ることなくより多くのビールを飲みたい若い女性の間で、アデラールの濫用が「流行している」と、私たちに話してくれました。この非合法な傾向の推定値はいろいろありますが、研究者はＡＤＨＤをもたない大学生の三〇％が学習補助に中枢神経刺激薬を使用していることを見いだしました。

しかし、アメリカ国立薬物濫用研究所（ＮＩＤＡ）が「警戒すべき正当な理由」と呼ぶもののなかでもっとやっかいなことは、処方された中枢神経刺激薬の濫用が高校でますます広まっていることです。ある研究機関がおこなった学生四万五千人を対象とした調査は、高校三年生の中枢神経刺激薬の濫用は二〇一〇年から二〇一二年にかけ六・六％から八・二％に増加したことを見いだしました。カリフォルニア州の裕福なマリン郡の公立高校で最近実施された学校新聞による調査では、高校一年生の一〇％および**三年生の四〇％**が横流しされた中枢神経刺激薬の使用を認めています。

ますます多くの若者、大人、さらにとくに出産した女性が、生産性を向上させるために中枢神経刺激薬を使用するようになり、依存症の報告も増加しています。若い、疲れきった、いくつもの用事を抱えている母親にとって、生産性の向上が非常に魅力的な罠であることを、統計は示唆しています。数年前、『デスパレートな妻たち』というテレビ番組で、この危険が描かれました。その話のなかで女優フェリシティ・ハフマン（Felicity Huffman）が演じた一人の母親は、学芸会の「赤ずきんちゃん」用衣装を縫い上げるために、子どもに処方されたリタリンを飲もうとしたのでした。

彼女が演じた登場人物のように、多くの女性が自分の子どもの薬を試しに飲むことで服用を始めます（念のために、処方された中枢神経刺激薬を売却したり、譲渡したりすることは重罪に当たることを、記しておきます）。次に、彼女らは、ときに自らＡＤＨＤ症状を偽り処方箋を手に入れるか、あるいはさらに不正な方法を用いて薬を入手します。この拡大する濫用の犠牲者が生じています。アメリカでは心臓の障害や精神病を含む中枢神経刺激薬関連の合併症例で、救急外来を受診する人の数が、二〇〇五年から二〇一一年の間に三〇〇％増加しました。

要するに、ＡＤＨＤをもたない人にとって中枢神経刺激薬が効果的な認知機能増強薬になりうるという考えは、誤解だけでなく、濫用と依存の危険を考慮に入れると、公衆衛生にとり潜在的な脅威でもあるのです。

アメリカに比べると他国のＡＤＨＤ治療薬処方はどんな状況にありますか

最近の二〇〇〇年まで、アメリカはＡＤＨＤ治療薬の処方数では世界チャンピオンであり、国内での売り上げが全世界の売上高の九〇％に達していました。しかしそれ以降他国のＡＤＨＤ治療薬の使用が急速に追いついてきており、増加率はアメリカのそれをはるかに凌駕しています。二〇〇五年から二〇一三年までに全世界のＡＤＨＤ治療薬売上高は、平均して年二〇％増加しましたが、アメリカを除いた国々の増加率は年三〇％でした。極端な例はイスラエルで、そこでは近年ＡＤＨＤの認識が劇的に広がり、リタリンとコンサータの二種類の中枢神経刺激薬の使用量が、二〇一〇年だけで七六％も増加しました。

この新たな傾向にはさまざまな理由があります。一つは、アメリカにおける子どもおよび青年のＡＤＨＤ治療薬の市場が本来的に飽和状態となり、製薬会社が海外市場を開拓する手はずを整えつつあることです。たとえばサウジアラビアでは、コンサータを製造するヤンセン（Janssen）が、この障害の認識と治療の拡大を目的に、サウジＡＤＨＤ協会（ＡＦＴＡ）のウェブサイトおよびフェイスブックの唯一のスポンサーとなっています。フェイスブックの挨拶ページには、「ＡＤＨＤ治療薬は脳が効果的に働く助けをします。治療薬は子どもをゾンビにしません。もしそうなってしまったら、医師と相談し、すぐに薬や用量を変更してください！」とのメッセージが掲載されています。

加えて、先進工業国全体での学業や職業の業績向上への圧力が増大しています。前にも述べましたが、とくに中国はテストの成績改善のため学生への圧力を増加させています。しかも、そこの学校はアメリカがおこなっているような学習や注意の障害をもつ子どもへの支援を、ほとんどおこなっていないか、まったくおこなっていません。このような場合、いつもの講義や教室での学習作業のあいだ、鋭敏であり続けようとする学生にとって、治療薬が唯一の頼るべき手段でしょう。

一般論として、生産性の高い豊かな国々では、ＡＤＨＤ治療薬の処方率は高くなります。しかしいくつかの例外があります。いくつかの先進工業国は、こうした治療薬を処方できる医療専門家の種類を制限する政策をとっている国があります。ＡＤＨＤの診断率は各国間で驚くほど類似しているにもかかわらず（アメリカでの高い診断率は例外として）、治療率は多様で、その国の文化、考え方、経済、歴史、烙印《らくいん》の強さの関数として、しばしば著しく異なります。たとえばブラジルでは伝統的にＡＤＨＤの診断と薬物療法の割合は極端に低く、それは過去の抑圧的政治体制による強制的向精神薬治療という悲惨な経験のせいであると考える専門家もいます。フランスも最近までは、極端に低いＡＤＨＤ診断と薬物療法の率を示していましたが、それは主として薬物による療法よりも精神分析理論が盛んであるためです。

まとめ　治療薬

もっとも新しいアメリカの調査で、四〇〇万に近い子どもがADHD治療薬を服用していることが明らかになっています。これはADHDを診断された子どもの三分の二以上に当たります。ADHD治療薬を服用している子どもおよび大人の実数は近年急速に増加し、なかでも若い女性の数がもっとも急速に増加しています。処方されるもっとも一般的な治療薬は、メチルフェニデートあるいはアンフェタミン類などの中枢神経刺激薬です。もっとも、医師はこの障害をもつごく少数の人々に非中枢神経刺激薬を処方しています。中枢神経刺激薬は、脳がドパミンとノルアドレナリンという二つの重要な神経伝達物質を作動させるのを助けることで作用します。薬物療法は、非常に有効な第一選択治療法ですが、多くの症例では、さまざまな理由により、当初の有用性は長期的に持続しません。そのため他の治療戦略をとることがよりいっそう重要となります。適正にADHDと診断された人にとっては、中枢神経刺激薬の服用が後年の他の物質濫用の危険性を増加させないことを示す証拠があります。さらに、中枢神経刺激薬を服用しているADHDをもつ人が、これに依存する危険性はわずかです。しかし、一般集団ではこれは当てはまりません。「スマートドラッグ」としてＡＤＨＤの中枢神経刺激薬を使用し濫用することが、近年驚くほど増えています。しかし、ＡＤＨＤをもたない人の集中と学習に関して実際の有用性はわずかのようです。アメリカは中枢神経刺激薬の世界の販売市場で依然として第一位ですが、学校や職場での業績向上への圧力が海外でも拡がるにつれ、他の国々もアメリカに追いつき始めています。

ここで警告です。あなたがどこに住んでいようとも、必ずＡＤＨＤの治療薬は医師の指導のもとに服用してください。医師への相談なしに、その用量を増加するという罠に陥らないでください。ＡＤＨＤのあるなしにかかわらず、治療薬の使用について嘘をついたり、複数の医師から処方箋をもらうようになったりしたら、ただちに専門家の助けを求めてください。

第八章　行動療法はどの程度有用ですか、そしてどの種類の行動療法がもっとも有用ですか

行動療法（behavior therapy）とは何ですか

行動療法は、ＡＤＨＤをもつ子どもと青年に治療薬以外で一貫して有用であることを研究者が認めた、唯一の治療法です。行動療法は、治療薬の補完あるいは代替として効果を発揮します。利用可能なさまざまな種類の療法のいずれがあなたの子どもに適しているかは、症状の重症度と種類、個人的好みおよび時間と金銭の支出の程度、そしていうまでもなく治療者の技量といった要因に左右されます。

一般に行動療法の治療方策は、精神科医、心理士、あるいはソーシャルワーカーとの対面による会話のような型にはまった精神療法のイメージと違ったものです。この章の後半で説明する後期青年期の若者と大人のための認知行動療法を除いて、行動療法は日常生活における家庭と学校での子どもの相互交流と対人関係に焦点を当てます。この場合、治療者の直接のクライアントは親や教師です。彼らは、時に応じた感情に左右されないしつけのみならず、明確な期待とあいまいさのない頻繁な報酬といった手段の用い方を学びます。これらの報酬刺激法は、子どもの衰えたドパミン系を活性化するのを助ける神経強化因子として、ＡＤＨＤ治療薬といくぶん同じように作用します。

最適な治療プログラムと治療者を見つけることがきわめて重要であり、かつやっかいなことです。残念であり皮肉なことに、私たちの医療システムは、あなたが人生の危機のさなかに、最善の行動方針を見いだすために直観、判断力そして調査能力を冷静に用いられるとの仮定のもとに、作動しています。このシステムはあなたに敵対して組み立てられてはいませんが、最大限の支持を提供するように設定されていません。このことは、ほとんどの保険会社がＡＤＨＤと診断された人の治療薬の費用は快く負担する一方、行動療法の費用を払いもどす保険会社はほとんどない事実をみても明らかです。もう一つの大きな問題は、熟達したＡＤＨＤの行動療法の治療者がきわめて稀なことです。

以下に、六種類の異なる行動療法を紹介します。そのいくつかは、併用することで最良の結果が期待できます。繰り返しますが、報酬を基にした行動療法は子どもと青年にもっとも有効であり、大人には認知行動療法が最適です。

直接的随伴性管理（direct contingency management）とは何ですか

直接的随伴性管理とは、非常に集中的な行動変容プログラムです。そのプログラムでは、急性症状をもつ子どもの日常生活が監視され管理されます。これは、後で子どもの欲しがる品物または特典と交換できる得点またはステッカーを伴う即時強化過程を設定した特別教室、サマーキャンプ、または収容施設でおこなわれます。

こうしたプログラムは、いくつかの行動原理の適用のもとでおこなわれねばなりません。第一に、変化の標的である行動は進歩をより認識しやすくするために、具体的（「きちんと片づけなさい」に対して「ベッドを整えなさい」）でなければなりません。第二に、強化は即時におこなわなければなりません。たとえば、大人が進歩を確認したら、時間を置かず直ちにステッカーを台紙に貼る必要があります。第三に、子どもが与えられる報酬のために喜んで課題に取り組むことを、大人は確認しなければなりません。このことは、どの報酬を選ぶかをあらかじめ子どもと相談しなければならないことを意味します。こうした強化子は高価なものである必要はありません。映画を観たいために課題に積極的に取り組む子どももいることでしょう。その一方で、十代の若者は得点表に反応を示さないのが一般です。このような場合、進歩がどのように認識されるかを事前に協議しておくのがよいでしょう。第四に、この章を通して強調するように、当初期待を低く保ち、たとえわずかな改善に見えても報酬を与え、そこから築き上げていくことが大切です。

家庭以外での直接的随伴性管理プログラムは、こうした規則正しい強化のために必要な子ども対スタッフ比率を小さくせねばならないために、通常費用がかさみます。日常的課題をやりとげたり自己制御を維持したりすることへの内在的動機を欠いたＡＤＨＤをもつ若者には、このプログラムは短期間で効果を生じることが実証されています。しかし子どもにとって難しいことは、ひとたび厳格に管理された環境から離れた際に、進歩を維持することです。事実、随伴性管理のこのきわめて重要な問題は、薬物療法と行動療法の両方を含むすべてのＡＤＨＤの治療介入に関する難点の見本なのです。ＡＤＨＤをもつ若者や大人は、一般に治療薬を服用しなくなったらあるいは報酬が与えられなくなったら、得られるし、そして現に得ている改善を維持することが困難になります。子どもの場合、行動療法治療者にとって重要なことは、家族や教師と緊密に協力し、所定の療法が終了した後も報酬の豊富な環境を維持すべく、親や教師を教育し、そして内在的動機が明らかになってから、報酬プログラムをゆっくりと漸減していくことです。

ペアレントトレーニングプログラムからどんな結果が期待できますか

ペアレントトレーニング（親の訓練——ときにはペアレントマネジメントとも呼ばれます）は、もっとも深く研究されたＡＤＨＤのための行動療法です。このプログラムは、争いで苦しむ家庭に平和を取りもどすのを支援し、しばしば争いのきっかけをつくり、あらゆる限界に挑戦する専門家のようにみえる子どもや青年をあつかう際に、冷静さを失わないやり方を親に教えられます。しかし、電球の交換に何人の精神科医が必要かというジョーク（答えは一人、ただし電球は本当に交換〔変化〕を望んでいることが条件）のように、この治療は、親自身が虚心坦懐に、自らの児童期に由来するかもしれない悪い習慣を努力して変える意志を必要とします。

ここで要点を明確にします。ＡＤＨＤをもつ子どもの子育ては、公園の散歩ではありません。ＡＤＨＤの専門家エドワード・ハロウェルとピーター・イェンセン（Peter Jensen）は、親は注意散漫な子どもに、とてつもない量の無条件の愛情、必要以上の支持、および成功するための機会を与えなければならないという信念のもとに、彼らの著書 *Superparenting for ADD*（ＡＤＤのための超絶養育法）を書きました。他方、心理学者ラッセル・バークレーは、悲観的側面に焦点を当てて、ＡＤＨＤをもつ子どもの親について、次のように雄弁に語っています。

ＡＤＨＤをもつ子どもの親は一般的な親に求められる以上に、子どもを監督し、監視し、教え、組織化し、計画し、構造化し、報酬を与え、罰を与え、導き、盾となり、守り、そして養育しなければならないことを知るでしょう。親はまた、子どもの日常生活に関与する他の大人、学校の職員、小児科医、精神保健の専門家などと、より頻繁に会って話をせねばならないでしょう。さらに、子どもが隣人、スカウトのリーダー、コーチおよびその他の地域社会の人々を相手をするときに、子どもがひき起こしやすいより大きな行動の問題のためにこれらの人々との交渉が必要となります。

言い換えれば、この仕事は意気地なしには向かないのです。しかしペアレントトレーニングが助けてくれるでしょうし、それを求めることは何ら恥ずかしいことではありません。

行動療法の治療者は、個別にあるいはグループで親に直接働きかけます。彼らは親にＡＤＨＤに関する教育をおこない、行動管理の訓練をおこない、諸方策のお手本を見せて、進歩を監視するための記録方法を指導します。記録をつけ続けることが重要です。なぜなら、行動療法の重要な原則の一つは、段階的変化を得ようと努力することだからです。そして全体的には進歩しているにもかかわらず、改善は漸進的であるし、ときに生じる不穏な事態によって、すべてが失われてしまうように思えるときには、物事が本当に変化しているかどうかを知るのはしばしば困難です。前述したように、ＡＤＨＤをもつ人は報酬を選ぶ必要があり、そしてさまざまな種類の報酬を求めます。そこで変化の曲線が改善方向にあることが重要となります。また、ＡＤＨＤをもつ子どもにしばしば必要な規則的な報酬が適時に実際に与えられていることを確認するために、記録が不可欠ですが、多忙なためにそのような記録をつけ続けることが困難な家族が多くあります。

こうしたペアレントマネジメント・プログラムの主な目標の一つは、家族の相互作用の色調を敵意とおだてから、肯定と励ましへと変えることです。わずかな歩みから開始することが重要です。さもないと、親も子どもも自分たちは失敗者のように感じてしまいます。どんなに否定的な結果を処理するときも、どなり声や皮肉を伴わずおこなわねばなりません。

　非常に特殊なペアレントトレーニングの一つに親子相互作用療法（ＰＣＩＴ）があります。行動療法、遊戯技法、そして規律訓練を混合した経験主義に基づくこの治療戦略は、二～七歳の破壊行動を伴う年少の子どもの親のための集中的指導です。臨床心理士シェイラ・アイバーグ(Sheila Eyberg)によって一九七四年に開発されたＰＣＩＴの特徴的な技法は、実時間での指導にあります。親は、マジックミラーの後ろにいる治療者の助言を聴きながら、子どもとふれ合います。ＰＣＩＴの目的は、親が子どもとの相互作用をもっと上手におこなえるようになることです。もっと正確に言えば、その目的は「権威ある」親になることです。つまり、思いやりがあり、支持的でありながら、同時に明確に限界設定をおこなえることです。ＰＣＩＴの支持者らは、行動の問題を抱える子どもの家族への効果を証明する研究のあることを指摘します。しかし、ニューヨーク市の臨床心理士でこのプログラムの提唱者であるメラニー・フェルナンデス(Melanie A. Fernandez)博士は、ＰＣＩＴのみでは薬物療法の代替とはなりえないと警告しています。このプログラムに参加する子どもの多くが、プログラムの実施中および実施後に治療薬を服用しています。またＰＣＩＴは基本的なＡＤＨＤの症状を軽減させないようです。むしろＰＣＩＴは、対人関係をもっとも損なういらいら、不安、抑うつのような、随伴する問題のいくつかを軽減させます。

すべてのペアレントトレーニング、そして第九章に詳述するより広義の家族療法の主な目的は、ADHDをもつ子どもの家族にあまりにも典型的にみられる否定、強制、反対、そして懲罰的しつけがぐつぐつ煮えたぎっている家庭に、静寂と健全さをもたらすことにあります。親は、明確な期待を設定し、怒鳴る傾向を捨て去り、しっかりとした限界を設け、行為には一貫性をもって報酬や罰を与え（たとえば「タイムアウト・チェア」に坐らせるなどして）、そして指示と、期待に基づいて最後までやり通すことを学びます。グループでおこなう親の行動管理プログラムには、同じ苦闘を経験している他の家族から学べるという利点があります。治療者は、また特定の家族状況に合わせたアプローチが必要な場合には、個別セッションを加えることができます。

親が少なくとも子どものいらいらさせる行動の理由のいくつかをもっと理解し、親自身の反応を管理する方法を学ぶことが理想です。その理解には、作業記憶がよくない子どもは、多くの部分に分かれた指示（たとえば「自分の部屋へ行き、グレーのシャツと櫛を持ってきなさい」）をただ理解できないだけであることに気づくことも含まれるでしょう。また親は、進歩の段階に応じて報酬を与えながら、子どもの技量獲得を支援する方法も学びます。そして最終的には、タイムアウトや報酬のもらいそこねなどの、罰としての結果をもっとも有効に管理する方法も学ぶでしょう。しかし一般には、親は可能な限り罰よりも陽性の強化子を使用することを指導されます。ペアレントトレーニングでは、ＡＤＨＤをもつ子どもの家族に特有の問題を生じる場合があります。なぜなら、かなりの比率で親自らがＡＤＨＤの症状をもち、そのため自らの反応を系統立てて統制し続けるのが著しく苦手だからです。この分野の最良の治療者は、多少の時間をかけて親自身がＡＤＨＤ、不安、そしてうつ病を含む自らの心理学的特徴を理解できるよう援助し、さらにふた親家族の場合は、ＡＤＨＤをもつ家族に高い確率で夫婦間の葛藤が生じるので、両親間で円滑に意思疎通をはかる支援もするでしょう。実際、親自身の心理学的問題の治療が、しばしばペアレントトレーニング成功の前提条件です。

成功の可能性を増すためには、ペアレントトレーニングは次に述べるような子どもの教室での行動療法と併用されるべきです。子どものために目標に向かって親と教師が協力し、家庭と学校で一貫性のある強化を与えれば、最大の達成が可能になります。この場合に危険なのは、親とその他の療育者が、最善のアプローチについてしばしば意見の一致をみず、そのため戦略を妨害する可能性が生じることです。場合によっては、夫婦療法あるいは二者療法の治療者にも治療計画に参加してもらうことがよいかもしれません。

行動療法は学校でどのように用いられるのですか

ここでの治療者と親の目標は、教室にまで報酬システムを拡大し、子どもが一日中一貫性のある陽性のフィードバックを得られるように、新たな行動管理チームに教師も参加してもらえるよう説得することです。親と教師が目標と期待に関して合意することが、きわめて重要です。

この種のチームワークは容易に受け入れられないかもしれません。今日の教師は、過密な教室、低い賃金、そして担任する生徒全員の成績がたえず上昇することへの期待の高まりに悩まされています。しかし一方では、ＡＤＨＤをもつ生徒がひき起こす混乱の対処に多くの教師が苦しんでおり、よりよい管理手段をしきりに習得したがっているかもしれません。

家庭と学校での行動療法を統合する有効な方法は、索引カードまたはオンラインで作成する「日々の記録カード（ＤＲＣ）」です。これを簡潔におこなうため（多忙を極める教師にあまり多くを求めないために）、教師と共同する親と治療者は、改善の目標を四つ以下にとどめなければなりません。子どもの過去の実績に合わせて、二つの学業上の目標と二つの行動上の目標のようにです。たとえば、子どもがある週の読書サークルに参加する時間を、前週の目標が五分であったのに対して一〇分に設定すると、校庭管理者からの叱責を受けずに昼休み時間を過ごす、とします。教師は、子どもがその日の目標を達成したかどうかに基づいて、それぞれの項目に「はい」または「いいえ」を記入だけします。そして家に届けられたカードを見て、親はその反応を数え報酬表に書き加えます。教師の協力が実際に得られたこのプログラムの進展した形態では、親はカードの裏側に子どもの夕方の行動や宿題の実施状況を書き込み、教師はそれをもとに子どもの学校での報酬表に得点を加算します。

目標は、段階的なもので、肯定的であり、そしてできるだけ具体的でなければなりません。たとえば、ホセが算数の問題に平均して三分間しか集中せずに、机を離れて歩きまわるならば、当初目標は算数の授業時間中ずっと集中させることではなく、彼を五分間あるいは六分間問題に集中させるようにすべきです。この種の行動シェイピング*を専門用語では「漸次的接近（successive approximations）」といいます。これは親と教師に伝えるべきもっとも重要な点の一つです。当初の段階が成功したら、行動の目標は段階的により難しくできます。しかし、最初の段階で子どもがまったく成功しない場合、このプログラムが効果を生じることはないでしょう。

＊（訳注）シェイピングとは反応の質を少しずつ変えていくことです。はじめは単純な、あるいは簡単な反応を生じさせるようにし、少しずつ複雑なあるいは困難な反応を形成していくことを意味します。

日々の記録以外にも、教師がＡＤＨＤをもつ若者に教室でうまくやっていける機会を与える方法は、数多くあります。彼らを注意の散漫を妨げるために、教室の前列に坐らせ、授業についていけているかどうかを確かめるために、さまざまな励ましや注意喚起の刺激を与えます（ときには肩を軽くたたくことで十分な効果を生む場合があります）。そして落ち着きのない生徒には、たとえば何か書類を教師に提出させるために、椅子を離れる機会を与えます。通常これらすべては普通クラスでおこなうことができますが、クラスにＡＤＨＤをもつ生徒が複数いる場合、補助教員が配置されれば大変な幸運です。

一部のＡＤＨＤをもつ生徒には、特別教室あるいは高度に構造化されたプログラムが必要かもしれません。わたしたちはこの話題を第九章で取り上げます。

リンダ・フィフナー（Linda Pfiffner）の著書 *All About ADHD: The Complete Practical Guide for Classroom Teachers*（ＡＤＨＤの全容―教師のための完全実践指針）（巻末の文献参照）は、ＡＤＨＤをもつ生徒のいる教室を教師が管理する上での貴重な示唆と方略を与えています。

ＡＤＨＤをもつ子どもと青年のためのソーシャルスキル・グループはどの程度有効ですか

多くの学校や放課後プログラムは、きまぐれなあるいは反抗的な子どもが教室での行動を改善し、社会的にうまくやっていくのを支援する目的で、特別な教育訓練を提供しています。これらの多くはグループ形式で実施されています。子どもや十代の若者は講義をする大人からよりも、互いから学びやすいと考えられるからです。

しかしこのアプローチの問題点は、グループリーダーが並はずれて技量が高くない限り、その学級は愚痴り合いの時間になり下がり、もっとひどい場合には最悪の行動をする生徒が他の生徒にその行動のやり方を教える機会になり、グループの行動が最低のレベルになってしまうことです。「逸脱行動訓練」といわれるこの種の事態は、深刻な結果を生じかねません。仲間による陰性のモデリング（とくに大人のリーダーや仲間に対する攻撃あるいは品位を傷つける批評を含む場合）は、最高の善意のリーダーがもたらすと期待される進歩さえも消失させてしまうかもしれません。

学校での子どもの対人関係の質に関心をもつ親（すべての親とはいわないまでも、ほとんどの親という意味です）は、こうしたグループに用心すべきです。グループリーダーの資格認定を確認し、彼らがＡＤＨＤをもつ若者に成功をもたらす最良の機会を与える構造化された、報酬ベースのアプローチを責任をもっておこなっているかを確かめるのに、ためらってはいけません。また、親はＡＤＨＤをもつ子どものために放課後や週末の遊びの約束を事前に準備するべきです。ＡＤＨＤをもつ子どもは遊びに誘われることが多くないからです。すでに述べたように、たった一つの支持的な友情でさえ、こうした子どもに巨大な差を生じさせます。

どのようなプログラムがＡＤＨＤの子どもをもっとまとまった状態にするのに役立つでしょうか

ＡＤＨＤの若者の統合訓練（organizational training）を学校がおこなうべきであることを示す説得力のある根拠があるにもかかわらず、それをおこなっている公立学校は残念ながらほとんどありません。ニューヨーク大学医療センターの心理学者ハワード・アビコフ（Howard Abikoff）らのチームが開発した統合技量プログラムに基づいて最近実施された大規模臨床試験は、このプログラムがＡＤＨＤをもつ三年生から五年生までの子どもの治療群に大いに有効であることを示しました。

アビコフのプログラムは簡潔なもので、二〇セッション（週二回）で構成されている、子どもに個別的におこなわれる技法です。それぞれのセッションで、親は最後の一〇分間同席し、家庭で報酬を与える際のスキルを学びます。机やカバンの整理から時間管理（個人の日程管理を含む）まで、すべてが単位として定められています。また治療の重点は、宿題の課題を記録すること、宿題に必要な書類や本をカバンに入れること、宿題終了までの時間を見積もること、宿題の課題の優先順位を付けること、宿題がきちんと完全に終了したかどうかを見直すことなど、宿題の統合化に置かれています。研究者は、アビコフのプログラム治療群、親や教師が子どもの統合力、時間管理、および計画立案を強化することを学ぶ伝統的な行動療法モデル群、そして非治療対照群の三群の効果を比較しました。その結果、アビコフのプログラム群および行動療法プログラム群は、非治療群に比べてはるかに優れていました。親は、行動療法を受けた後よりも統合技量の訓練を受けた後のほうが、子どもの進歩は大きいと評価しました。

望むらくは、こうして強化された統合プログラム力がすぐに効果を発揮するだけでなく、中学校や高校の取り組みが、時間管理や実行機能を重視するときに、効果を生じてほしいものです。

認知行動療法とはどのようなものですか、ＡＤＨＤに効果的でしょうか

認知行動療法（ＣＢＴ）は、ほとんどが患者が感情、思考および行動の間の結びつきを認識し、時間をかけてその有害なパターンを変化させるのを治療者が援助する、一対一対応のアプローチです。伝統的な精神療法とは異なり、この治療法は、患者がそもそもそうならざるを得なかった問題のある親や無意識の葛藤や他の事情を強調することは避け、「いまここ（here-and-now）」に焦点を合わせます。研究者は、この技法が後期青年期や成人期のＡＤＨＤに有用であることを見いだしていますが、ＡＤＨＤをもつ子どもにはそれほど役立たないようです。子どもは通常、自らの感情や思考を意識的に監視し、認知的変化を行動の改善に転換できるほど成熟してはいないからです。

認知行動療法は、患者が自らの「台本（scripts）」つまり、自らの人生や行動の考え方に焦点を当てます。通常治療者は、こうした信念を直接否定し、その信念を捨てるよう患者を説得しません。その代わり、治療者は有害な思考や行動と、それによりもたらされる通常不愉快な結果と

の関連を患者が理解する手助けをします。理想的には、その結果患者は出来事に対して違った考えや反応の様式を試み、さらに理想的にはより良い結果がもたらされるでしょう。患者はどの戦略がもっとも効果的であるかを理解するために、自らの思考パターンと情動反応を、その結果生ずる成功や失敗と共に監視することを教えられます。これは能動的な治療へのアプローチです。患者は外界と自らの認知的および情動反応を違ったやり方で解釈することを試す宿題を、セッションの間に仕上げねばなりません。

一例を挙げます。就職の面接にしくじった後で治療者を訪れた患者は、自分が負け犬であり、いつも失敗するだろうし、何をやっても無駄だと悩んでいるかもしれません。治療者は、その機会をとらえて患者に他の説明（おそらく相性の悪い仕事だったのではないか）を考え、具体的に何が悪かったのか（関連する技量が不足していたのではないか）を理解し、同様の状況が将来発生したときに備えて、代替の計画を考え出すよう励ますでしょう。同時に治療者は、反芻《はんすう》的（あるいは強迫的）に失敗を考えることと、こうした否定的な思考が再度の挑戦よりもむしろ諦めを生み出す様式との関連を、患者が認識する手助けをするでしょう。

通常ＡＤＨＤのための認知行動療法は、時間管理や計画技量を改善するための構造化された技量構築課題を含んでおり、また、診察室外でも患者はこうした新技法を実践することを求めます。

研究は、認知行動療法の目標志向の特性が、大人のＡＤＨＤにもっとも効果的な治療形態の一つであることを示してきました。伝統的な「会話療法」は、概してＡＤＨＤに有効であることは実証されていません。対照的に、認知行動療法の技量に基づいた積極的アプローチは、寝椅子に横たわる果てしない年月を必要とせず、比較的短時間で結果を生じることができます。それはまた不安やうつ病などのＡＤＨＤにしばしば併存する疾患のいくつかにも有効な場合があります。

結局、薬物療法と行動療法のどちらがよいのですか

この質問への答えは、おそらく当然のことながら、両方なのです。役立つことわざに、「薬は技量を教えない」があります。ＡＤＨＤの薬物療法は比較的すばやく症状を軽減しますが、この障害をもつ人、とくに不安、うつ病、素行障害、あるいは学習障害のような随伴する症状に悩む人は、しばしば薬物療法以外の治療法も必要とします。

この話題に関する最初の明確な知見は、第七章で述べたＡＤＨＤをもつ子どものさまざまな治療法の研究（ＭＴＡ）によってもたらされました。一九九九年の最初の報告は、慎重に統制されて与えられる薬物療法は、ＡＤＨＤに対する単一のもっとも優れた治療戦略であり、行動療法は

併用しても比較的わずかな追加的有効性をもたらすだけだと結論づけました。しかし、この第一報が主として症状の軽減に焦点を当てていたことを、忘れないことが重要です。この報告は、家族の対応、社会的関係、および学業の成功をほとんど考慮しておらず、このことは行動療法の有効性がおそらく過小評価されたことを示唆しています。事実、ＭＴＡ研究の第一報の数年後に発表された追跡経過報告は、薬物療法と行動療法の併用の対象者が、より広義のよい生活状態を考慮すると、最良の経過をたどるとする主張を支持しました。研究者は、適切に与えられた薬物療法と集中的行動療法の併用のみが、併存障害の軽減、学校での成績、教師の評価による社会的スキル、そして家族がより権威ある養育スタイルへ移行することに関して、子どもに本質的に有益であることを見いだしました。言い換えれば、ＡＤＨＤをもつ子どものほとんどは、行動療法に薬物療法を追加することによって（または場合によってはそれがなくても）、恩恵を大いに受けることができます。実際に、多くの治療者は、薬物の最良の使用法の一つが患者の行動療法への集中を助けることであり、それによって長期に持続する恩恵をもっとも多く得られると考えています。短期的集中と衝動制御を強める薬物療法と、長期に持続する社会的・学業的技量を改善するように働く行動療法の、相乗作用が期待の高い方法です。

まとめ　行動療法

ＡＤＨＤに対して行動療法を強く推奨するために、目標が高く設定されてしまうことを、私たち著者も知っています。こうした治療法は、薬物療法に比べ時間や労力や費用がかかり、真に熟達した治療者を見つけることは容易ではなく、また自らの保険が適用される治療者を見つけることさえ容易ではありません。しかし肝心なのは、ＡＤＨＤに対処する子どもや青年にとって、行動療法は一般に必須であることです。適正におこなわれれば、それは長続きする利益を与えます。薬物療法は症状を軽減するのに役立つ可能性があります。しかし、とくに典型例でしばしばそうであるように、ＡＤＨＤに不安、うつ病、素行障害、あるいは学習障害が併存する場合、行動療法の併用が、より広汎かつより長期に持続する効果が得られる機会を産み出します。もっとも有効でありながらもっとも難しい行動療法が、ペアレントマネジメント・トレーニングです。この治療法の目的は、途方に暮れている家族が、ＡＤＨＤをもつ子どもが緊急に必要としている二つの事柄つまり、冷静になり、そして上手に限度を設定することを学べることです。理想的には、親と治療者は教師を説得して子どもの教室でも行動訓練をおこなえるようにしなければなりません。技量構築と自己破壊的思考パターンの変更に焦点を当てる認知行動療法（ＣＢＴ）は、ＡＤＨＤをもつ後期青年期の若者および大人に有効であることが示されてきましたが、より直接的な報酬がないと自分自身をうまく監視できない子どもにはうまく作用しません。私たちは次章でも非薬物療法的アプローチに関するこの概括的議論を続けます。

第九章

ＡＤＨＤの治療に役立つ他の治療戦略はどのようなものですか

毎日の運動はどのような有用性がありますか

この質問の答えには、たくさんの確かな科学的証拠があります。定期的におこなう激しい運動は、あらゆる人の脳に良い効果をもたらしますし、とくに、ＡＤＨＤをもつ人の脳には有用です。科学者は長年運動が全般的に有用であることを基本的真理として理解していましたが、最近ＡＤＨＤについてもそうであることを確認する実質的証拠を見いだしました。

二〇一四年の後半、医学専門誌 *Pediatrics*（小児科医）は、認知機能に及ぼす運動の有用性に関する研究を公表しました。その論文は、定期的な運動をおこなうプログラムに参加した子どもが、集中の維持能力や注意散漫への抵抗能力に加えて、作業記憶および認知的柔軟性などの実行機能に大きな改善をみせたことを明らかにしたのです。これに先立ち、*Journal of Abnormal Child Psychology*（子どもの異常心理学誌）にも同じような知見が公表されました。その論文では、十二週の運動プログラムに参加した子どもすべてに算数と読字のテストの得点で改善がみられましたが、とくにＡＤＨＤの症状を示す子どもではそうでした。同様に、*Journal of Attention Disorders*（注意障害誌）は、二カ月間毎日たった二六分間の身体活動が、小学生のＡＤＨＤの症状を著しく軽減させることを報告しました。

屋外での遊びは、とくに有用であるようです。査読を経た研究論文は、緑の多い環境の下で屋外の遊びを日常的におこなうＡＤＨＤをもつ子どもは、家に閉じこもる他のＡＤＨＤをもつ子どもよりも、ＡＤＨＤ症状がより軽度であることを示しました。これらすべては、遊びと身体活動の不足が多動性症状をもたらしうるという証拠を示した動物実験と密接につながり合っています。

ＡＤＨＤの専門家でありハーバード大学の精神科医であるジョン・レイティ（John Ratey）は、*Spark: The Revolutionary New Science of Exercise and the Brain*（活動点火―運動と脳の革命的新科学―）と題された脳を活性化する運動の力に関する包括的な本を著しました。彼は、運動が痛みを緩和し（エンドルフィン）、気分と動機づけを高め（ドパミンおよびセロトニン経由）、自己制御を改善する（ノルアドレナリン経由）物質を生成し、増し、また調節するとの彼の主張を裏づける、かなり多くの研究結果を呈示しています。また運動は、ストレスホルモンであるコルチゾールを減らすことでストレスに抵抗するのを助け、学習と記憶にとって非常に重要な皮質と海馬との細胞接続を改善させます。

科学者らは、なぜこのことを追究し続けるのでしょうか。さらに重要な点は、アメリカのすべての学校は、なぜ授業への定期的な運動の取り入れが自らの、そして生徒たちの利益になることを理解しないのでしょうか。体育の価値を理解する学校はあるものの、不幸なことに全体の傾向は逆方向へ進んでいます。多くの公立学校では、生徒は標準化されたテストのために詰め込み教育を受け、昼食時間も一五分がせいぜいで、ヨガのクラスに参加するとか校庭でゆっくり走るなどは思いもつかないのです。

私たちは、エアロビクスがＡＤＨＤの治療法の一つ、と主張してはいません。それでも運動は、明らかに調和のとれた全体的治療計画の一部であるべきです。さらに運動を奨める理由の一つは、ＡＤＨＤをもつますます多くの子どもが肥満した大人になる危険性に冒されていることを明らかにしている研究があることです。衝動制御に問題のあることと同様に、日常の食事への注意の不足が、他の子どもに比べ、ＡＤＨＤをもつ子どもの高い肥満率につながります。児童期に始まる定期的な運動、あるいはなんらかの定期的な身体的活動が、予防戦略になる可能性があるでしょう。

食事はＡＤＨＤにどのように影響しますか

過去何十年もの間、ＡＤＨＤの薬物療法に反対する数多くの家族は、厳格な食事内容の変更が治療薬の代替となるかもしれないと期待して、この戦略を信じてきました。簡単にいえば、今日までの数多くの研究がそんなことはありえないことを示しています。現在までのところ、ＡＤＨＤに対する薬物療法の効力や行動療法の大きな有効性に匹敵する治療介入は存在しません。しかし、そのことはいくつかの栄養学的アプローチが試すに値しないことを意味しません。どんなにわずかな努力も役立ちますし、医学界は過去何年間も食事療法を嘲笑してきましたが、少なくともいくつかの方法がいくらかの人々にある程度実際に影響を及ぼすかもしれないとする、興味のある証拠が最近示されています。

一九七〇年代に始められもっとも広く知られてきたＡＤＨＤの食事療法プログラムは、小児科医ベンジャミン・ファインゴールド（Benjamin Feingold）によって開発されたファインゴールド食でした。彼は、人工着色料や保存料をはじめとする一般的な食品添加物が、ＡＤＨＤ症状を悪化させるか、あるいはひき起こしさえすると主張しました。彼の食事療法では、多くの食品添加物、加工食品、およびサリチル酸塩と呼ばれる化学物質を含むリンゴ、オレンジ、パイナップルなどのいくつかの果物や野菜が除去されています。

ファインゴールドは、多動症をもつ子どもの七〇％がこの食事療法により恩恵を受けると主張しました。しかしながら、標準的な研究手法で必要とされる食事療法を受けた児童群とそうでない対照群とを、彼が比較しなかったという事実によって、彼の主張の説得力が低下しました。その上、家庭の内外ですべての食事と軽食を監視しつつ、こうした食事療法を子どもに実施させる家族の負担も考慮することが重要です。実際に、喧伝されているファインゴールド食の利益が、この食事療法そのものに関連するものか、家族がそれを子どもに実施させる際におこなわなければならない事実上の行動管理やそれらがもたらす子どもが間接的に獲得する特別な注意や構造化によるものかを、判別することは困難です。一九八〇年代には、家族構造と期待の変化を統制しつつ、家庭において通常の食事と無添加の食事を与える実験的研究が厳密におこなわれましたが、それによるとADHDをもつ子どもの被験者のほんのわずか（五％のオーダー）がなんらかの評価可能な反応を示しました。

しかし二〇〇七年に、ファインゴールドの食品添加物への注目は、初めて主流派による証拠に基づいた承認を得ました。イギリス政府の資金援助による慎重に計画工夫された研究に基づいて、人工着色料や安息香酸ナトリウムをはじめとする、子どもの食事に普通に含まれる添加物が、多動性を増加させるらしいことを「強く支持する」知見を、医学雑誌『ランセット』が発表しました。イギリス食品安全管理局はこの研究に促されて、子ども向けに販売される食品から六種類の人工着色料を除去する命令を出しました。それまでは、ハーバード大学およびコロンビア大学の研究者による十五の臨床試験のメタ解析は、ＡＤＨＤをもつ子どもの食事からの添加物除去は、メチルフェニデートによる治療の半分の効果にとどまると示唆していました。二〇〇八年に、アメリカ小児科学会（ＡＡＰ）はＡＡＰの症例検討会の出版物で、イギリスの研究結果への支持を発表しました。そこでは「その研究の知見の全体は明確であり、長年さまざまな食品が子どもに影響するという親の主張を疑ってきた私たち懐疑論者も、誤っていたかもしれないことを認めることを要求している」と記述されていました。

これらすべてによって、もっと厳格に自分の子どもに添加物除去の食事を与えようと動機づけられる親はいるかもしれませんが、まだ考慮しなければならないいくつかの大きな注意事項があります。そのうちの一つは、一部の子どものみが容疑のある化学物質に感受性があると思われることであり、そしてそれらがどの種類の物質かを知るのが難しいことです。その他に大きな問題は、上述したように、多大な作業と規律が必要とされることです。ファインゴールド式食事療法や類似の方法の支持者らは、「除去食」を奨めます。この場合子どもは安全とされる食物の小さなグループに属する品目のみを食べることから始め、症状が再発するまでメニューに品目を徐々に増していきます。これを厳格に実施するのはほとんどの親子にとって困難でしょうが、ADHDに対処する多くの家族にとっては率直にいって不可能かもしれません。しかし家族が確実に試せることは、効果があるかどうかをみるためにキャンディーおよび多くの派手な色のついたシリアルやフルーツドリンクやソーダなど、はっきり疑いのある食品を除去することです。

このことから、私たちはADHDをもつ子どもの親の共有するもう一つの懸念、つまりどんな形態であれ砂糖は子どもの行動を悪化させるのではないかとの心配を取り上げねばなりません。現在公表されている証拠によると、これはまったく正しくありません。確かに、歯を保護し健康な体重を維持するためには、ほとんどの食事で砂糖は制限されねばなりません。しかし、ADHDに関して、砂糖は認められる効果を症状に及ぼさないことを研究者は見いだしています。三十五人の母親と彼女らの五歳から七歳までの息子を対象とした古典的研究では、人工甘味料アスパルテームをすべての男の子に投与しましたが、半数の母親には息子が摂取しているのは砂糖だと伝えました。子どもが砂糖を与えられていると考えた母親は、子どもがもっと多動になったと思

う と研究者に話したのです。

繰り返しますが、目標がＡＤＨＤ症状の軽減であるかないかは別にして、可能な限り健康な食事を子どもおよび自分自身に与えることは間違いではありません。朝食に食べる卵二、三個または他の高たんぱく食品は、健康的かつ持続的エネルギーの供給という点で、チョコレートドーナッツより優れています。実際に、砂糖の多い食事はインスリンの反応をひき起こし、身体内の自然な血糖値を二、三時間のうちに低下させ、その結果苛立ちやストレスを感じることになります。

もしあるとすればですが、どのサプリメントが試すに値するのでしょうか

サプリメントに関する私たちの基本的立場は、「注意して進め」です。十分な注意が必要なのです。私たちがＡＤＨＤ産業複合体と呼ぶもののほとんどを占めるこの繁栄する数十億ドル産業は、ほとんど規制のない状態にあります。この話題については、次章で述べます。サプリメントはまた、通常は高価でときに危険です。それはそうなのですが、考慮に値するサプリメントはあります。

このグループの筆頭は、オメガ－3脂肪酸です。これは魚、亜麻の種、オリーブオイル、ナッツなどを食べることや魚油のカプセルで摂取できます。オメガ－3脂肪酸が注意と気分の改善に役立つことを示すに十分な量の信頼できる研究はありますが、どの程度役立つかはまだ曖昧なままです。二〇〇九年にスウェーデンでおこなわれた研究では、オメガ－3脂肪酸のサプリメントを毎日服用しているADHDをもつ子どもの二五％は、三カ月後に症状の有意な低下を示し、また六カ月後には子どもの約五〇％が改善しました。しかし、二〇一一年に実施されたこれに関する研究のより大規模な包括的再検討論文では、ADHD症状に対して、ほんのわずかの、しかし統計的に有意な効果があることが示されました。言い換えれば、プラセボ群と比較対照すれば改善がみられるものの、ADHD治療薬の処方による改善よりははるかに小さいのでした。このことが、私たちがこうしたサプリメントをもし使うのであれば、補助薬として使うべきで、信頼できる治療戦略である薬物療法や行動療法の代替にはならないと主張する理由です。

しかし、こうした重要な脂肪酸の摂取を増やしたほうがよい場合もあります。ほとんどの現代人の食事は、オメガ－3脂肪酸が不足していて、私たちの祖先が摂取していた量のわずか五％を供給するだけです。こうした必須脂肪酸が、心臓病を防ぐだけでなく、脳の健康を支え、神経伝達物質の効率を高める点では強い意見の一致があることを考えると、ADHDをもつ子どもが一般人口に比べ低い量しか摂取していないことを示唆するいくつかの証拠は、不幸なニュースです（これらを「必須」と呼ぶ理由は、私たちの体内では産生できず、体外から摂取せねばならないからです）。いくつかの研究は、オメガ－３脂肪酸の著しい欠乏がセロトニンやドパミンを含む神経伝達物質に干渉することで、ＡＤＨＤ症状をひき起こすあるいは悪化させるかもしれないことを示唆しています。

このことはＡＤＨＤをもつ人々がもっと魚を食べるべきであることを、意味するのでしょうか。悲しいことに、海はいまや汚染されすぎていて、多くの魚類は高濃度の水銀を体内に蓄積しており、大量に摂取すると中毒を起こしかねません。この警告を考慮して、アメリカ精神医学会（ＡＰＡ）の小委員会は、ＡＤＨＤと診断された子どもが水銀含有量の少ないエビ、ツナ缶、サケなど魚介類を、週に一二オンス（訳注：約三四〇グラム）まで摂取するよう提案しました。

もしサプリメントを選ぶのであれば、それらが精製されたものであることを確認し、ドコサヘキサエン酸（ＤＨＡ）に比べエイコサペンタエン酸（ＥＰＡ）を多く含む商品を求めてください。ガムや噛む形態の製品は、避けるようにしましょう。これらは必須成分を少ない量しか含まない傾向にあります。年少の子どもにもっとも良い方法は、液体のものを購入し、ジュースやスムージーに混ぜることです。

魚油カプセルは一般に比較的安全で副作用はありません。しかし、高用量を摂取すると血液が希薄になり、凝固が妨げられる可能性があることを忘れないでください。とくに他の治療薬やサプリメントを服用しているならば、新たにサプリメントを加える際には、常にかかりつけ医に相談してください。有害に相互に作用するかもしれないからです。このなかに、同じく血液を希薄にするアスピリンが含まれます。魚油の摂取量が多くなる際のもっとも一般的な副作用は、げっぷ、口臭、胸やけ、悪心、下痢、発疹、鼻血です。

よく普及しているがもう一つのさまざまな議論を呼んでいるサプリメントが、イチョウ葉エキスです。高名な専門家らがこれを支持し、とくに注意の問題に対して推奨しています。動物実験は、イチョウ葉エキスが確かに脳のドパミン活性を高めうることを示しています。しかしいくつかの実験は、血液凝固作用を妨げうることも示しています。脳を活性化するとされている朝鮮人参はよく普及しているが、高血圧と心臓の頻拍と関連づけられてきました。要するに、今日に至るまでこうした物質のどれかが、真にＡＤＨＤの症状を軽減することを示す決定的な証拠は存在しないのです。

ＡＤＨＤ関連のブログで多くの注目を集めているものの、まだ十分な実証的証拠のないもう一つのサプリメントは、ドパミンとノルアドレナリンの化学的前駆物質のアミノ酸であるチロシンです。チロシンのサプリメントが少なくとも短期間、ＡＤＨＤの症状を制御するのに役立つかもしれないことを示す限られた研究があります。これとやや似た事情にあるのがＮ－アセチル・システイン（ＮＡＣ）です。これはしきりに宣伝されている、もう一つのサプリメントであるアミノ酸であるＬ－システイン由来の物質です。最近の研究は、この物質が依存症や強迫性障害のような精神障害の治療に有用であるかもしれないことを見いだしました。しかし、ＡＤＨＤの治療効果の証拠はまだ示されていません。

最後に、ビタミンとミネラルを見ておきましょう。この分野でもっとも強力な（しかし決定的でない）証拠があるのが鉄であり、いくぶん弱い証拠があるのは亜鉛とマグネシウムです。

実際に、子どもやあなた自身が十分なレベルの鉄を食事や、必要な場合にはサプリメントから摂取していることを確認することは、無駄ではありません。興味深いことに、二〇〇四年のある研究では、ＡＤＨＤをもつ子どもの血液中の平均の鉄のレベルは、ＡＤＨＤをもたない子どもの半分であることが示されました。鉄の過剰摂取は危険なため、血液検査をしないでサプリメントを与えてはいけません。*ADHD Without Drugs, A Guide to the Natural Care of Children With ADHD*（薬物治療をしないＡＤＨＤ—ＡＤＨＤをもつ子どもの自然療法への指針—）の著者サンフォード・ニューマーク（Sanford Newmark）博士は、医師に子どもの血中のフェリチン濃度を測定してもらうことを奨めています。これは身体に蓄積されている鉄の量を計測するもので、彼は血球数が正常でも、それはフェリチン濃度が正常を意味しないと警告しています。もし濃度が三十五以下と低ければ、サプリメントを追加するとか、それよりも良いのは、たとえば赤身の肉、七面鳥、鶏、貝および豆など、鉄分の豊富な食物摂取を増やすことについて、医師と相談するとよいでしょう。

亜鉛とマグネシウムが、ＡＤＨＤの症状を軽減するのに有用かもしれないことを示すいくつかの証拠があります。鉄と同じように、これらのミネラルも必要不可欠ですが、子どもの食事に不足しがちです。とくに亜鉛は、限られた研究においてではありますが、ドパミンに対する脳の反応を改善させる役割のあることが見いだされており、中枢神経刺激薬の有効性を高めるのに役立つかもしれません。

ニューロフィードバックとは何ですか、そしてそれはＡＤＨＤをもつ人にどれだけ役立つのでしょうか

ニューロフィードバックは、ときに「脳波フィードバック」と呼ばれますが、脳のためのバイ

オフィードバックです。その作業仮説は、この方法によって静穏な集中を維持することを学習する反復試行を通して脳が自己回復するよう訓練できるというものです。ニューロフィードバックの施術者は、片頭痛から不安、自閉症、てんかん、そしてＡＤＨＤに至るまでの、幅広い範囲の障害に効果がありうると主張します。この技法の主な魅力は、患者を治療薬の必要性から解放するのを手助けする可能性があることです。その際、患者は筋肉を鍛錬するように思える一連の動作をおこないます。

この治療法は、次第に人気が高まってきていますが、しかし、この方法が効果的との主張を裏づける証拠は興味をそそるものの、今日までのところ決定的なものはありません。つまり、ありていにいえば、あなた自身や子どもがニューロフィードバックを試みることは、結局は時間と費用が高くつく賭けと同じですし、しかももっと有用かもしれない他の治療法を回避する危険性を伴うことを意味します。この治療の施術者は、通常少なくとも四十回のセッションが必要と言うでしょう。そしてそれぞれのセッションには一〇〇ドル以上かかり、その費用は保険で支払われないでしょう。もう一つの危険性は、この分野が情けないほど無規制の状態にあることです。誠実で優れた施術者を見いだすために、かなりの調査をせねばならないのです。悲しいことに、多くの詐欺師がこの分野に参入しています。

典型的セッションは以下のようなものです。被施術者は椅子に坐り、施術者はその頭皮に電極をある種ののりで貼り付けます。電極は、脳にある細胞の電気的活動による信号をコンピュータに伝える電線に接続されます。信号は脳波図（ＥＥＧ）として記録されます。その信号は波形パターンをなし、その波はさまざまな周波数、つまり毎秒あたりの波数あるいはヘルツ（Ｈｚ）として計測される速度をもっています。

この治療法は、私たちの精神状態が優勢なあるいは最大電圧を示す周波数に相関するという仮定の上に成り立っています。θ《シータ》波と呼ばれる四から八ヘルツの低速波は、傾眠または想像中の状態であることを示す可能性があります。十二ヘルツから最高三十五ヘルツまでのより速いβ《ベータ》波は、はっきり目覚めていて、しかもリラックスの状態から神経過敏や怒りっぽい状態にわたる精神状態に相関している可能性があります。

私たちの誰もが、さまざまな状況に適した多様な周波数を必要とします。しかし多くの人は課題と資質の不適当な組み合わせを抱えています。ニューロフィードバックは、望ましくない脳波の出現を妨げつつ、正しい種類の脳波の出現を促すことを目的としています。ニューロフィードバックの施術者は、通常ＡＤＨＤをもつ人には静穏な集中状態を促そうとするでしょう。

被施術者は、ニューロフィードバックのセッション中、望ましい状態を促すために描かれたイメージを映すコンピューター画面に集中します。広く用いられているプログラムでは、静穏な集中状態を示す脳波を維持できたとき、誘惑的な音楽とともに爆発する星のイメージが映されます。

ニューロフィードバックは、アメリカの研究者の主導により一九六〇年代から七〇年代にかけて開発されました。カリフォルニア大学ロサンゼルス校の神経科学者M・バリー・スターマン(M. Barry Sterman)は、一九六八年に、この訓練が猫のてんかん発作を抑制するのに効果があったと報告しました。その後スターマンらは、ヒトにおいても同様の有効性があったと主張しました。

この知見は突然に興味をかきたて、さまざまな経歴の臨床医がこの分野に参入しました。もっとも、残念ながら根拠もなく奇跡的治癒を唱えて、学識経験者の間で治療の評判を傷つける臨床医もいました。ドイツとオランダの研究者らは、もっとも印象的な研究のいくつかをおこないました。二〇〇九年に、オランダの科学者の一グループは最近の世界中の研究を分析した論文を発表し、ニューロフィードバックはADHDにとって「臨床的に意義がある」と結論づけました。

これらの研究はニューロフィードバックが臨床的に有益であることを強く示唆していますが、本書執筆時点では真に決定的な研究はまだ実施されていません。こうした研究では、対照群は同じ電極を取り付けられ、同じイメージをコンピューター画面で見ますが、対象群では画面に映るフィードバックされた脳波はそのとき被験者の示す脳波と結びつかない偽の脳波となるでしょう。このような対照を設ける条件がニューロフィードバックのような技法にとっては、とくに必要です。電極とコンピューターは、しばしば変化への強い期待を生み出すからです。アメリカ国立精神保健研究所（ＮＩＭＨ）は、二〇一四年まさにこの技法を用いた研究に資金を提供しました。結果は少なくとも二〇一八年まではわからないでしょう。しかし、ＮＩＭＨに資金提供を受けた予備研究は、画期的な効果はないかもしれないことを示しました。この研究で、研究者は実際と偽のニューロフィードバック群は、ともに無治療よりは優れていたものの、ニューロフィードバックの両群に差がないことを見いだしました。

ニューロフィードバックが有益であるとしても、こうした有益性がどの程度長期にわたって維持されるのか、そして研究室以外の他の状況、たとえば教室、運動場、あるいは誕生日パーティーでも有益性を維持できるのか、という疑問は残ります。同様の疑問は、もちろんニューロフィードバックだけではなく、主流の治療戦略である薬物療法や行動療法についても当てはまります。少なくとも現時点では、ＡＤＨＤに特効薬は存在しないのです。

ペアレントトレーニング療法以外に、家族がADHDに対処するのに利用可能な方法はありますか

限界を試そうとする子どもに対して親が構造化された規律と報酬を用いて穏やかに行動を形成させる手助けをするといった明確な目標をもつペアレントトレーニングとは対照的に、他の形態の家族療法は、規則や日常の取り決めをそれほどあつかわず、親子のコミュニケーションの改善を目標とします。その特有の前提は、家族が、問題のある家族の一員によってだけでなく、家族システム全体の中の問題のある精神力動による困難を経験しているというものです。

家庭内の葛藤は、家族成員の一人かそれ以上がＡＤＨＤであれば通常当然のことです。治療者の診察室に家族が訪れたときには、母親、父親、姉妹、兄弟はすでにかなりの怒りと非難になんとか対処しています。「神経学的機能が正常な」家族成員は、概ね当然のこととして、ＡＤＨＤと診察された家族成員が受ける注目にひどく憤慨しているかもしれません。彼らはまた、ＡＤＨＤをもつ子がだらしなく乱雑であることに腹を立てているかもしれません。何にもまして日常のありきたりのことで他の家族を悩ませるからです。同時に、ＡＤＨＤと診断された人は、自分が

ときに不当な非難のきわだった標的になっていると感じるかもしれません。こうした人の状態を専門の治療者は、ＩＰ（identified patient：同定された患者）と呼びます。優れた家族療法士であれば、家族の懸念や怒りを表出させ、そして子どもが家の外での活動を始めるまでの閉所性発熱（cabin fever）の年月を耐え抜くために、家族が計画を作成するのを手助けするでしょう。

私たちは、家族療法がきょうだいや親の関係を改善し、家庭生活での苦悩をいくぶんか軽減するのを手助けする点で有用と考えます。しかし、家族療法と行動療法（つまり親が報酬を与え限界を設定するためにより良い方法を学ぶ形式の家族療法）のいずれを選択するかと問われると、私たちは、とくにＡＤＨＤをもつ子どもがまだ幼いのであれば、まずは行動療法を試みるでしょう。その理由は、ＡＤＨＤをもつ人がＩＰであるように感じるかどうかは別にして、ＩＰは通常家庭内の唯一のではないとしても重大な問題の原因だからです。ＩＰの症状が改善しさえすれば、家庭がもっと平和になることが期待できます。

早期介入がない場合、またそれがあったとしても、ＡＤＨＤをもつ子どもが青年期になると、家族問題は著しく悪化する傾向があります。ＡＤＨＤをもつ十代の子どものいる家族の行動療法は、子どもが七、八歳の頃大成功をおさめた冷蔵庫に貼る得点表形式をやめて、親と青年となった子どもの間での上手な交渉に焦点を当てるべきです。考慮に値する一つの戦略は、妥協が健全な家庭生活の一部であることを強調しつつ、親と子どもの欲求と必要をそれぞれが認め合った上で、契約書の草案を書くことです。

破壊的な十代の若者をもつ家族に効果的と評判が高いプログラムの一つは、コロラド州ボウルダーに本拠を置くプログラム、ヴァイヴ（Vive）です。このプログラムは二方面で同時に働きかけます。親に一人の指導者を付け、そしてADHDあるいは他の情緒障害に悩む子どもに別の指導者を割り当てます。子どもの指導者は（親の指導者と同様）訓練を受けた治療者で、子どもの擁護者、指導者、そして子どもの意見を外に向けて伝達する人として行動します。ヴァイヴは、深刻な危機状態にあり、しかも十分な時間があり、月最大三千ドルを支払える家族を対象としています。ほとんどの治療は診察室とは別の場所でおこなわれます。親の指導者は、職業をもつ親の負担を軽くするため頻繁に家庭を訪問します。若者の指導者は、学校あるいは喫茶店でその子どもと面接します。ヴァイヴ独特の特徴は、指導者の仕事が若者の学校または仕事関連の問題に関してでも支援することです。同様に親の指導者も、夫婦間の争いや失業のような間接的ストレスを軽減するための支援をおこないます。

第八章で述べた親子相互作用療法（ＰＣＩＴ）とは異なり、ヴァイヴはその効果を支持するヴァイヴ関係者以外の人による研究はありません。しかし、ヴァイヴの主唱者は、子どもの指導者の価値の可能性を示す公表された研究があることを指摘します。確かに子どもの指導者との頻繁な面接が設定されている高度に構造化されたプログラムと、その指導者による良質な訓練と監督を含む適正な状況下であれば、こうした種類の関係が子どもの心理的健康状態を改善し、危険性の高い行動を減少させ、学業や仕事での成功の機会を高める点で、子どもにとって大きな差が生じることを示す証拠はあります。

家族に焦点を当てた療法の例として最後に紹介するのは、Nurtured Heart Approach（いつくしむ心法）と呼ばれる一連の戦略です。これは、アリゾナ州ツーソンにあるツーソン障害児センターの治療者ハワード・グラッサー（Howard Glasser）によって開発され、一九九四年に始まりました。この方法の要点は、養育者が子どもの善い行為に報酬を与え、一方で悪い行為に過剰に反応することで知らず知らずに報酬を与えてしまわないように教育することにあります。その基本には、やっかいな子どもは、強い注意に刺激され、行儀悪い行動によって注意を誘発することを学ぶという考えがあります。グラッサーの方法は、過去二十年間全米各地の数百を数える学校で用いられてきました。そのなかには、数多くのヘッドスタート・プログラム（低所得者層児童対象の就学援助政策）や、ミシガン州のいくつかの小・中・高校などが含まれます。このプログラムのウェブサイトには、「ＡＤＨＤ、自閉症、アスペルガー症候群、反抗挑戦性障害、反応性愛着障害などの行動障害の診断をもつ子どもを含むあらゆる子どもに、変化をもたらす効果があることが証明されており、しかもほとんどの場合、薬物療法も長期治療も必要としない」と主張しています。しかしながら、本書執筆時点で、障害をもつ若者へのこの極端に効果的な方法に対する、対照群を設定しておこなった評価は存在していません。

学校からはどのような学業支援が得られるのでしょうか

学校は、臨床的に注意散漫な子どもがもっとも苦しむ場所です。しかしながら、そうした子どもの支援を目的とした法律が施行されているのは、うれしいニュースです。学校での、さまざまな便宜と治療はＡＤＨＤをもつ子どもに有益でありえます。大きな問題は、依然としてあまりにも多くの親がそれらに気づいていないことです。学校の管理職は出費に抵抗することがあり（公立学校の予算のやりくりせねばならない性質を考えれば、場合によってはこのことは理解できます）、もっともはっきりとした証拠のある費用対効果の高い治療介入のいくつかが、用いられてしかるべきであるのに用いられていません。

ＡＤＨＤを含めた学習障害の疑いのある、あるいはそれらが確認された子どもの親は、子どもの通う公立学校での特別な支援を要求する法的権利を有し、その要求が正当と認められれば、支援を受けられます。一九七三年のリハビリテーション法五〇四条はほとんどの場合に適用可能な法律です。公民権法のこの部分は、学習、集中、および他人との交流などを含む「主要な日常の活動の一つあるいはそれ以上を実質的に制限する精神的あるいは身体的障害」に基づく差別を禁止しています。この法律は、子どもは教育への「平等のアクセス」が可能でなければならない、と規定しています。このことは、障害をもつ子どもの試験のときに通常以上の解答時間を必要とし、ノートをとるための支援や個別指導、さらには学校で過ごすための社会的技能訓練を必要とする場合、学校はその便宜を図るかそのための費用を負担しなければならないことを意味しています。*

公立学校は違反すれば連邦政府の財政援助を得られないために、この法律に従わざるを得ません。要請があれば、学校は、決定に対する不服申し立てのやり方を説明した文書をつけて、五〇四条の方針のコピーを提供する義務があります。またこの法律は、親が子どもの評価を要求できることも規定されていて、要求すれば「五〇四プラン」と呼ばれる援助が得られます。こうした援助による便宜には、個別指導、カウンセリング、試験の際の解答時間の延長、コンピューターの利用、家庭で使うもう一組の教科書が含まれます。活動的な子どもには、そわそわする傾向を統制するためにバランスボールに坐ったり、ふわふわした軟らかいおもちゃを持ったりすることを許されます。学校の管理者は、子どもの担任教師がその子どもが確実に授業に専念できるように特別に注意を向け、より頻繁に誉め言葉や励ましのことばをかけ、進歩には特別な報酬を与えるよう援助します。

より重度の学習障害には、障害者教育法（ＩＤＥＡ）と呼ばれるもう一つの連邦法が適用されます。ＩＤＥＡの下では、親は学校に対し子どもに障害があるかどうかを検査するよう求める権利を有します。そのことによって、個人で専門家に高額な費用を支払わなくてもよくなります。もし学校が、検査不要と考えるのであれば、親の申し出を拒否できますが、親はその決定に対し不服申し立ての権利をもちます。学校の評価は、通常個人的に専門家に依頼した評価よりもはるかに範囲が限られています。この検査で認定された子どもは、個別教育プログラム（ＩＥＰ）として知られたプログラムを受ける資格を得ます。このプログラムはさまざまな便宜とそれらを監視するための定期的会合よりなる体系です。これとは対照的に、五〇四プランは、施行が迅速で、

＊（訳注）日本では二〇〇四年に発達障害者支援法が制定され、二〇一五年に改定がなされました。学校では個別支援計画を作成し個別の指導計画推進をはかるために通級教育に通ったり、学級に副担任を配置したりすることが可能となっています。また、放課後には放課後デイサービスを受けることも可能です。

より柔軟性があり、烙印《らくいん》を与える可能性が低いという点で、優れています。

五〇四プランでもＩＥＰでも支援策の一つとして、日録カードを利用できることは、記憶しておく価値があります。これは親が、要求できますまたそうすべき、数少ない真に科学的証拠に基づいた支援策の一つです。

現在残念なことに、多くの親が子どもの評価、診断名、そして適正な支援策と特別教育の措置に関して、学校や学区と争っています。こうした争いは、双方にとってストレスになるばかりでなく、訴訟によって最終的には個々の子どもへの費用のかかるプランの提供を強いられるであろうお金に困っている学校から貴重な資金を奪ってしまいます。私たちは、より多くの教師に基本的な行動療法的訓練をおこない、またＡＤＨＤをもつ若者だけでなくクラス全体にプロンプティング*と報酬技法によって教師を援助する補助教師を利用するほうが、公立学区の費用負担による特別支援教室や特別学級、あるいは（極端な場合は）特別学校への転校といったかなり費用のかかる別の方策よりも、ずっと頻回に利用可能と確信しています。こうした費用がかなりかかる方策のすべては、診断された子どもの家族との訴訟の末の和解の結果生じました。学校での子どもを弁護することは、教師や他の職員におどされることを避けるために、自分自身の内にあるやり手の母親、あるいは父親を呼び起こすよう自らを鼓舞せねばならないかもしれません。しかし最善の道は、礼儀正しく、丁寧であることであり、絶対に避けられないかぎり「弁護士」ということばを発しないことです。

まとめ 付加的治療戦略

数多くの良質な研究は、日常的におこなう有酸素身体運動がＡＤＨＤをもつ子どもや大人の日々の生活に大きな差をもたらしうることを示しています。きびきびした散歩、泳ぎ、自転車乗り、ダンスやこの主旨に沿うさまざまな運動を、一日わずか三〇分でもすることは、集中と気分を改善する可能性があります。運動は安上がりで、なんらかの診断がなされているかどうかにかかわらず、身体にとっても脳にとっても望ましいものでありえます。私たちは、科学的根拠のある薬物療法や行動療法の代替として考えないかぎり、運動を治療計画の一つとして何のためらいもなく推奨します。

ＡＤＨＤの食事療法となると、証拠はより希薄ですが、それでもその多くはなかなか人気があ

＊（訳注）目標とすべき反応を起こすために手がかりとなる刺激を与えることです。

ります。信頼のおける研究は、食品添加物と着色料の摂取を制限あるいは除去し、十分量の鉄、亜鉛、オメガ－3脂肪酸を食事またはサプリメントで摂取することが賢明であると示唆しています。それら以外の、ＡＤＨＤへの効果をうたったとして店頭販売されるサプリメントには用心すべきです。そのいくつかは危険な副作用をひき起こす可能性があります。

脳のニューロフィードバックあるいはバイオフィードバックは、人気が高まりつつあるＡＤＨＤへの治療介入で、その効果を支持する興味深い研究がいくつかあります。しかし、この療法は高価であり時間がかかりすぎるだけでなく、その効果は薬物療法、行動療法、さらに運動とでさえ、同等に効果的であることがいまだに実証されていません。厳密な比較対照を設けた条件の下で、この療法が優れているかどうかはまだ明らかではありません。本書執筆時点では、最初の連邦政府の資金援助を受けた大規模な臨床試験が進行中です。

ペアレントトレーニング以外の家族療法が、ＡＤＨＤをもつ人のいる家庭で生じうる憤りへの対処法として、有用な治療計画の一部となるかもしれません。学校での便宜も、治療計画全体の一部であるべきです。連邦法は、障害をもつ子どもの公民権の一つとしてこのことを保証しています。そして学校でおこなわれる治療戦略のいくつかは、転帰に大きな違いを生じさせる可能性があります。

第十章　「ADHD産業複合体」について何を知っておくべきですか

「ADHD産業複合体」とは何を意味するのですか

私たちは、おおげさに宣伝されてはいるものの実証されていないADHDの治療法の広大な、そしてほとんど規制されていない市場を指し示すために、このことばを用います。それらのうちいくつかは一部の人々に有用かもしれません。しかし、ほとんどは不必要な時間と精力とお金を必要とする危険性があります。さらに悪いことに、そうした治療法はずっと安価で多分より効果的な証拠に基づく治療介入戦略を検討する機会を、遅らせたり奪ったりするかもしれません。私たちが本書がすでに立証したADHDに関連する長期的障害を考えれば、あなたは、貴重な資源と時間を無駄にし、あなたや子どもがより良い人生へ向かう道を進む機会を逃すことを望まないでしょう。

守るべき第一のルールは用心深い消費者であれ、です。本章の後半に、賢い消費者となるためのいくつかの条件を挙げました。ここでは、あなたは不運にも産業複合体のなかで多量の誇大広告に遭遇するだろうとだけ言っておきます。ＡＤＨＤをもつ人々は、ずっといかがわしい販売員にとってとくにだまされやすい対象でした。この障害をもつ人を何かに熱中させる不安、衝動性、および不注意といった特性は、また重大な誤りをひき起こしかねません。私たちはときどき、インターネットのアマゾンの「ワンクリック」方式は、ＡＤＨＤをもつ人々を念頭に置いて考えられたのではないか、と思います。

避けねばならないとんでもない陰謀の例にどのようなものがありますか

悲しいことにかなりたくさんのひどい例が考えられます。まずは、『ボブ先生の十八日間でＡＤＨＤでなくなる治療ガイド』といった類の本で見つかる、あまりにも話がすばらしすぎて、本当と思えない安請け合いには用心しましょう（本書をここまで読み進めてきた方は、こんなことはまったく不可能だと理解しているはずです）。しっかりとした独立しておこなわれた研究の裏づけがない書籍あるいはとくにプログラムに、お金と時間を費やす前に何度も考えてください。それらはほとんど従来ある子どもの行動療法、大人の認知行動療法、そしてＦＤＡ認可の薬物療法以外のプログラムだからです。

この点で教訓となる物語は、かつて盛んに宣伝された「ドーアプログラム（Dore Program）」です。もともとこれは、ディスレクシア・ディスプラクシア・アテンション・トリートメント（ＤＤＡＴ）と呼ばれていました。ＡＤＨＤを含むある範囲の学習上のおよび行動上の障害を改善するのに効果があると喧伝され、特許権をとったこの技法は、ディスレクシア（読字障害）と診断された娘をもつイギリスの億万長者のビジネスマン、ウィンフォード・ドーア（Wynford Dore）によって開発されました。この技法は約一〇分間の一連の運動を一日に二度おこなうものであり、それを一年から一年半継続する必要があります。この運動とは、豆の入ったお手玉を投げて摑まえることと、ボール上でゆれ動く木製の円盤である「バランスボード」の上に立つことです。こうした活動の意図は、協調運動、運動の調節、および学習のある側面におそらく関与する脳の領域である小脳を刺激することです。最初のドーアセンターは、二〇〇〇年にイギリスで開設されました。絶頂期には、このプログラムは、三五〇〇ドル以上の費用を払えば、イギリス、オーストラリア、そしてアメリカの数十のセンターで利用が可能でした。二〇〇三年にはCBSテレビの報道番組『六〇ミニッツⅡ』で好意的に取り上げられました。

しかし、その後まもなくドーアプログラムは科学者や患者擁護団体から激しい批判を浴びました。国際ディスレクシア協会は、このような治療介入は「現在の知見では支持されない」と表明し、そしてまたオックスフォード大学の心理学教授ドロシー・ビショップ（Dorothy Bishop）は、このプログラムに関して公表された研究には「重大な欠陥があり」、「この高額な治療を支持する主張は誤解を招きやすい」と、小児科医らに警告しました。二〇〇八年、ドーア協会は破産を申し立て、多数の親が子どものプログラムの中途で取り残されたままになりました。

しかしその一年後、このプログラムの権利はウェールズのラグビー選手スコット・クィネル（Scott Quinnell）の所有するディネヴァー（Dynevor）有限会社に買い取られました。二〇一四年時点のこのプログラムのウェブサイトを見ると、このプログラムはテキサス州ダラスおよびミシシッピ州ジャクソンとハティスバーグで利用可能のようです。控えめにいっても、この技法に妥当な裏づけはありません。

診断的脳スキャンもまた、少なくとも当分のあいだ避けるべき産業複合体の商品です。近年、研究者はＡＤＨＤと診断された子どもの数百もの脳画像と、ＡＤＨＤをもたない子どもの同数の脳画像を比較し、ＡＤＨＤの脳について非常に多くのことを学びました。しかしながら、本書執筆時、圧倒的多数の科学者が、ある特定の人がＡＤＨＤであるかどうかを、その人の脳画像だけで判断できないとする点で、意見を同じくしています。一千億以上の神経細胞と数兆のシナプスをもち、それぞれ違った状況で出来上がった脳には、大きな個人差があるからです。実際に、ＡＤＨＤをもつ何人かは予期される脳の違いを示さず、一方ＡＤＨＤをもたない人たちが違いを示すかもしれないのです。要するに、今日の技術と理解のレベルは、特定の人の**いかなる**精神疾患も単一の脳スキャン画像で診断することが可能な段階には至っていないのです。

それにもかかわらず、著述家で精神科医のダニエル・エイメン（Daniel Amen）を筆頭に、何人かの事業家は、単一の脳スキャンで診断可能と主張しています。過去二十五年間、エイメン博士は三次元画像を生成するために放射線画像を使用する単光子放射断層撮影法（ＳＰＥＣＴ）で得られた画像をもとに、ＡＤＨＤを診断できるだけでなく、各症例に応じて治療戦略も立てられるとの主張を基にして、多くの臨床実績を積み上げてきました。ＡＤＨＤには（「炎の輪ＡＤＨＤ」や「辺縁系ＡＤＨＤ」を含む）七つのサブタイプがあり、それぞれは異なる種類の介入（主にさまざまな種類の治療薬）が必要と、彼は主張してきました。

従来、医師はいくつかの内臓の機能をみるためにSPECTスキャンを用いてきました。最近では、アルツハイマー病による認知症の評価に役立てるためにこれを用いています。しかし、これをADHDの診断と治療に用いることを支持する妥当な証拠はありません。実際のところ、七つものADHDサブタイプに対する特異的治療方針を実証することを始めるだけでも、数千におよぶ脳の標本を対象とした厳格な長期臨床試験の実施が必要でしょう。未だかつてこうした研究を公表した研究者はいません。このような状況でも、疑うことを知らない家族が、注意散漫でときに攻撃的になる彼らの子どもを救うために、ぞくぞくとこうした脳スキャンを求めてきたのです。

ペンシルバニア大学のマーサ・ファラー（Martha Farar）を含む高名な神経科学者たちは、こうした種類の治療に対し猛烈な抗議をおこなってきました。*Journal of Cognitive Neuroscience*（認知神経科学誌）に「画像一枚が一千ドル」（実のところこの金額はスキャンの費用を過小評価していますが）と題して発表された意見記事で、ファラーは、診断のみならず嘘発見やマーケティングリサーチを目的としたこのようなスキャンの使用を激しく非難し、「純然たる誤解からか、あるいは人を馬鹿にしたご都合主義からか、どこかの事業者らが脳画像の現在の能力について非現実的な主張をおこなっている。私たちには認知神経科学者として、このことについての情報通であり続け、科学が誤って伝えられていることを知ったときに、それを世に知らしめる義務がある」と書きました。

おそらく遠い将来、高性能の脳画像を用いた膨大な研究を基にして、実証的な研究者が一回の脳スキャンで精神障害を診断できる日が来るかもしれません。あなたはこうした一連の証拠が存在するようになるまで、待つべきでしょう。SPECTは高価で、ちょっとした画像に三千ドル払わされるかもしれないのみならず、子どもにとっては潜在的に危険な放射性アイソトープの注射を必要とします。

大麻は注意散漫を治癒できるでしょうか、またこんな質問はからかっていることになりますか

近年、慢性疼痛および化学療法による悪心を含む病態への用途が推奨されるにつれて、医療用大麻が広く用いられるようになり、一部の医師はADHDの治療にも大麻を処方してきました。このなかには青年の患者も含まれています。この治療法の支持者の多くは、サンフランシスコのベイエリアに住んでいますが、彼らは大麻は広く用いられている中枢神経刺激薬よりも安全で副

作用も少なく、ＡＤＨＤにしばしば伴いうる不安や怒りを鎮めると主張します。

私たちは彼らに何を吸っているか尋ねますが、私たちはそれとなくすでに知っています。冗談は抜きにして、一般的にいってＡＤＨＤに大麻を処方することは恐ろしい考えです。ＡＤＨＤをもつ十代の若者の多くは、当然自分たちを苦しめる心配や不安から自由になりたいと願っています。そして彼らが共有する中枢神経刺激薬治療への抵抗（私たちが前述したように、彼らの多くは治療薬によって活動が停止状態となり、創造的でなくなるように感じると強く主張します）があり、大麻吸引のような「自然」治療に引きつけられます。しかし過去に実施された動物やヒトを対象としたあらゆる研究が、大麻の活性成分であるテトラヒドロカンナビノール（ＴＨＣ）は、ＡＤＨＤをもつ人のすでに障害されている注意、記憶、および集中の諸機能を妨害することを示しています。

また研究者は、精神病さらには統合失調症に対する遺伝的素質のある青年の大麻使用と、こうした疾患の発病の危険性の増加を関連づけてきました。中期青年期以前に始めた大麻の日常的使用は、確かな証拠によると、たとえ使用を中止したとしても後の知能指数（ＩＱ）の低下につながります。青年期の慢性大麻吸引は高い頻度で嗜癖に至ります。サンフランシスコの医療用大麻を処方する医師の組織であるメディカン（MediCann）が配布する同意書には、大麻使用によって生じる可能性のある「精神の緩慢（mental slowness）」、記憶障害、神経過敏、錯乱、頻拍、複雑な課題の達成困難などの否定的側面が列挙されています。そして、その文書は「患者によっては大麻依存症になる可能性があります」と、特別に警告しています。

医療用大麻を求める患者は、十八歳になるまでは、親または認定された保護者が処方医師および調剤薬局のもとに付き添わねばなりません。時として心配のあまり子どもに医療用大麻の処方箋を得させる親がいます。子どもが路上で麻薬を買い、あるいは違法所持で逮捕されないためです。この行為をどう考えるかは別にして、高校の生徒の四〇％以上が大麻を試した経験があると言っています。これを防ぐために親がなしうることはほとんどありません。率直にいって、法律が変わらない限り、衝動的で危険を冒しがちな子どもの親が、違法薬物の所持や路上での購入の罪で、子どもが青少年矯正施設に収容される可能性を最小限にとどめたいと思う理由は理解できます。

それでもなお、ＡＤＨＤのあるなしにかかわらず、青少年に大麻の慢性的使用を促すことは大きな否定的側面を有していると、私たちは再度強調しておきます。しかも、大麻がこの障害の改善に役立つことを示す優れた証拠はなく、有害である可能性を示す数多くの証拠があります。要するに、大麻は絶対に使用してはいけないのです。

コンピューターによるトレーニングプログラムはどの程度役立つのでしょうか

コンピューターを使った脳の訓練は、この不安な時代のもっとも急速に成長しつつある産業の一つになりました。老齢に達しつつあるベビーブーム世代が、勢いを失いつつあることへの恐れから、こうした訓練に興味をもっています。学習障害をもつ子どもの親もまた、子どもの集中力を薬物療法に頼らず改善する方法を見つけたいとの希望を込めて、関心をもってきました。研究者は、こうしたプログラムのいくつかの種類がＡＤＨＤをもつ前学齢期の子どもに有効かもしれないとする証拠を見いだしています。また神経科学者および臨床医は、いつの日か作業記憶や実行機能を含む認知機能の基礎的要素に対する持続的訓練が、ＡＤＨＤの治療介入の土台の確実な一構成要素となることを期待しています。

ここでの要点は、研究に支えられたプログラムとひどい誇大広告を区別することです。効果的と称される脳の訓練プログラムが増えつつあるなかで、本書執筆時にあって、もっとも確実性の高い研究によって支持されている点で特出しているのは、スウェーデンの研究者ターケル・クリングバーグ（Torkel Klingberg）がストックホルムのカロリンスカ研究所と協力して開発した、コグメド（Cogmed）と呼ばれる五週間の集中治療計画です。このプログラムの目標は、ADHDをもつ人々でしばしば障害されている、一度にいくつかの情報を心に留めておく能力である作業記憶（第一章参照）の改善です。コグメドには、高額であることとかなりの時間を要することの二つの障害があります。最近調べたところでは、このプログラムへの参加者は、認定されたコーチ、通常は心理士、による援助によって訓練を受けることを必要とされていますが、コーチは、一千ドルから二千ドルを請求できるようです。またコグメドは、参加する子どもに約四〇分の訓練演習を、週に五日、五週間完全に遂行することを求めています。この治療法がADHDをもつ人にとって本当に有用かどうかを示す証拠が、依然として不明確であることを前提にすれば、これは過大な要求です。

一般にこの種の介入が作業記憶を改善し**うる**ことを研究は示しています。それにもかかわらず、こうした改善がADHDをもつ人々の実世界での学業的および社会的成功に転換しうるかどうかは、まだ疑問のままです。コグメドに関する独立性のある研究は限られていて、最近の研究の再検討によると、その効果は当初の主張に比べかなり悲観的です。

他の種類の脳の訓練プログラム、とくにスマートブレイン・テクノロジーズ（SmartBrain

Technologies）やラーニング・カーヴ（Learning Curve）などの企業が販売している、いくつかの自宅で用いるニューロフィードバック機械は、はるかに投機的なものです。こうした企業は、それぞれ「神経細胞を鍛える」あるいは「注意、記憶、気分、制御、痛み、睡眠その他もろもろに持続的変化をもたらす」効果があると称する機器を売り出しています。ノースカロライナ州に本拠を置くユニーク・ロジック・アンド・テクノロジー（Unique Logic and Technology）が、子どもの集中力、行動、学業成績、および社会的行動を改善する「高性能で最新鋭のニューロフィードバック」であると宣伝されている機械「プレイ・アテンション（Play Attention）」を一台一八〇〇ドルで数千台を販売した、と報道されています。

ＦＤＡは、医療機器としてのすべてのバイオフィードバック機器を規制しています。しかし本書執筆時点で、これら機器で唯一承認されたのはリラクセーションのためのものだけです。国際ニューロフィードバック研究学会（ＩＳＮＲ）の広報担当者は、自宅でおこなうニューロフィードバックマシンは十分な経験のある人による指導がない場合、使用すべきでないと警告しています。未熟な使用は薬物の効果を妨げたり、不安発作やてんかん発作を誘発する危険性があるためです。

コーチによる指導はどのようなもので、ＡＤＨＤをもつ人にどのように役立つのですか

アメリカでは過去二十年間に、活気に満ちた「ライフ・コーチング」産業が出現しました。そのなかには、はっきりとＡＤＨＤをもつ人々に専念する一派があります。従来の精神療法を追い求めることに反対するＡＤＨＤをもつ大人の多くは、時間管理、業務遂行、請求書支払い、そしてストレス対処などの実際的な事柄に支援を限定する「コーチ」に救われるかもしれません。場合によっては、長期的目標の設定を支援するためにクライアントに関わるコーチもいるようです。コーチ指導は、対面方式だけでなく電話によってもおこなわれ、従来の精神療法に比べるともっと柔軟性があります。他のいくつかの療法とは異なり、費用は健康保険制度の支払いの対象ではありません。影響力のあるＡＤＨＤのコーチの一人ナンシー・レイティ（Nancy Ratey）によると、コーチ指導は、「『心身の健康（wellness）』モデルに基づいています。つまり重大な心理的障害のない個人のために日々の機能と幸福感を改善することを目的としているのです。このことから、コーチ指導は、治療的処置よりも教育的処置の領域に位置づけられます」。言い換えると、

著しい不安、うつ状態、あるいは物質濫用にも罹患しているＡＤＨＤをもつ人は、認定された治療専門家を受診すべきなのです。

少なくとも現時点でのコーチング産業の主な問題は、全体に基準と監督がないことです。コーチには、心理士、精神科医、ソーシャルワーカーおよび結婚カウンセラーや家族カウンセラーといった治療専門家と同じような、特定の教育のための必要条件や免許プログラムがありません。その代わり、コーチはいくつかの専門組織の一つから認定を受けられます。そのなかでもっとも強大な組織は、ＡＤＨＤコーチ協会（ADHD Coaches Organization）です。この団体は、準コーチ、コーチ、あるいはマスターコーチになるために、必要とされる経験の種類とレベルを決めるガイドラインを公表しています。ということは、こうしたコーチは、認定を受けられるのです。しかし、多くが認定を受けていないのに、コーチと名のるかもしれません。もっと重要なのは、薬物療法や行動療法を支持する研究が豊富であるのに比べると、コーチ指導の有効性を支持する厳格に統制された科学的研究は、まだないことです。

その他のＡＤＨＤ代替治療はどの程度有用ですか

ＡＤＨＤ（同様に自閉症や不安などの他の多くの疾患）をもつ人を援助すると称される他の代替治療法のリストは、あまりに長すぎて全部を記すことはできません。主なものには、オトギリソウ（St. John's wort）サプリメント、イルカとの水泳、マッサージ、音楽教室、鍼灸、キレート療法（鉛やその他の鉱物を体内から排出させる）があります。これらの総体は、補完および代替医学（ＣＡＭ）の下に分類されます。ＣＡＭは、従来の薬物療法に懸念や疑念を抱く多くのアメリカ人に人気があります。

ＡＤＨＤとＣＡＭに関する最近の主な再検討論文は、カイロプラクティック、鍼灸、経頭蓋磁気刺激、*人智学的療法、緑地曝露（注意力回復療法と呼ばれるものの一環）、ホメオパシーなどの有効性を自称する介入のいずれもが、ＡＤＨＤ治療の第一選択とほぼ同等の効果を示す証拠を有して**いない**と結論づけています。ＡＤＨＤ産業複合体は得体の知れない世界です。繰り返しますが、非常に注意深いアプローチが適切です。

＊（訳注）頭蓋外に電気コイルをおき、磁力を発生させて神経の活動に影響を与える方法で、うつ病に効果があるとの研究データが提出されています。日本ではまだ研究段階での実施がなされているだけで、一般の治療目的での使用は承認されていません。

ＡＤＨＤのためのマインドフルネス瞑想法には、あるとすればどのような科学的根拠がありますか

瞑想やヨガを含む「マインドフルネス」の実践は、全世界的な人気を集めるようになっています。二〇〇七年のアメリカ国民健康聞き取り調査（ＮＨＩＳ）は、この種の調査で参照できる最新のものですが、その報告によると、アメリカ国民の二千万を超える人が瞑想を、そして一三〇〇万人以上がヨガを、それぞれ日常的に実践しています。注意の集中に問題のある人にとっては、なんらかの注意集中訓練が有用であろうと考えるのは理にかなっています。そして実際に、この問題を検討した研究者はいくつかの興味深い結果を報告しています。二〇〇八年、カリフォルニア大学ロサンゼルス校のマインドフルネス研究センターの研究者グループは、ＡＤＨＤをもつ大人二十四名と十代の若者八名を対象とした予備的研究の結果を報告しました。彼らは、被験者の自己評価によると、ＡＤＨＤ、不安、うつ病、およびストレスの症状に「有意な」改善がみられ、さらにその改善は治療実施後三カ月維持されることを見いだしました。この研究は対照群を設けていませんが、より規模の大きいオーストラリアでおこなわれた研究でも、同様の改善がみられ

ました。また二〇一〇年にデューク大学で実施された予備研究では、マインドフルネス瞑想法を実践したＡＤＨＤをもつ青年と大人が、作業記憶と注意の転導能力に改善を示すことが見いだされました。

私たちは、現時点でこの分野における証拠は有望ではあるものの、決定的というには程遠いと考えています。適切な状況下であれば、じっと坐ることが難しい人々にとって、ＡＤＨＤをもつほとんどの人に重要な問題であるストレスと不安を軽減させるのに、瞑想が、そしておそらくよりいっそうヨガが、役立つことは疑いありません。そのため、これを治療計画に加えることは理にかなっています。しかし主要な治療戦略である行動療法、（大人の）認知行動療法、そして薬物療法の代わりの治療法として試みるに足る理由はありません。

ＡＤＨＤをもつ子どもの家族の親訓練介入法に、激昂したときにそれに代わる手段を考えたり、強い感情のために判断が曇らされたり軽はずみに行動したりしないように、思慮深く熟慮することを含むマインドフルネス瞑想法の拡張させた原理を用いる臨床医もいます。この分野に強い興味を抱いている小児科医マーク・バーティン（Mark Bertin）は、この原理にそって有望な訓練方法を生み出しました。しかしこれに対する決定的な証拠を得るためには、しっかりした研究が必要です。

いつ作業療法士の協力を求めるのが賢明でしょうか

作業療法士（ＯＴ）は、子どもの治療チームの貴重なメンバーとなりえます。率直にいえば、ＯＴは通常、医療専門家や心理士よりも時間当たりの単価が安く、筆記、靴紐結び、キャッチボール、他の子との付き合い、カバンの整理を含む多様な子どもの技量の実践とその改善を支援できます。一般にＯＴは修士号をもち、州政府から認定され、免許を得ています。ＯＴのなかには、学校を活動の場とする人もいますし、病院やクリニックに所属したり、自営で活動する人もいます。

ＯＴはときに従来の組織や基本的連携の枠を超えて他の領域で活動しようとして、そうした活動が議論を呼ぶことがあります。たとえば、感覚統合障害（第四章参照）のような問題を、感覚入力を調整するために考案された訓練、たとえば制御された旋回運動やバランス運動による訓練を用いて、治療を試みるＯＴもいます。こうした種類の試みは、まったく支持する証拠を欠いています。他方、慢性的に途方に暮れている子どもを援助するために、多くのＯＴが用いる他の実践、たとえばストレスがたまる机に向かっての授業の合間に、「感覚の休憩」をとるように指導したり、カフェテリアがあまりにもさわがしい場合に、外で昼食をとるように指導することは、十分支持されています。

賢い消費者となるにはどうすればよいでしょうか

ＡＤＨＤ産業複合体から生まれてきた強欲な宣伝屋や他の危険に負けないためにできることは数多くあります。

まず、あなたが自分自身を教育し、自分自身あるいはその子どもの特有の脳に関するエキスパートになることです。あなたがあなたか子どものいずれかがＡＤＨＤに罹患している疑いをもったら、すぐに基礎的知識が得られる良質な情報を求めてください（本書が役に立つでしょう。そして巻末に挙げた他の書籍やウェブサイトも役立つでしょう）。ウェブを検索していて.com（訳注：日本では co. jp）で終わるサイトで見られる掲示物は信用しないでください。「.com」は「commercial（民間企業）」を意味していることを忘れないでください。.gov（政府関係）（訳注：日本では go. jp）または.edu（教育関連組織）（訳注：日本では ac. jp および ed. jp）のサイトを選択してください。

次は診断です。あなたの臨床医を探しまわってください。探すにあたって、かかりつけの小児科医または内科医に紹介してもらうか、同じ境遇にあって自分より少し経験と知識のある家族から話を聴いてください。あるいは地域のＡＤＨＤ支援団体に連絡し、自分の住む街でもっとも良い精神保健の専門家は誰かを尋ねてください。

診察の予約をとる際には、遠慮なくその臨床医または受付係に診療経験と診療の傾向について尋ねてください（たとえば、薬物療法には賛成か反対か、行動療法の経験があるかないかなどです）。よい質問の一つは何人のＡＤＨＤをもつ人を治療したかを尋ねることです。学歴や専門教育に関する質問もまた重要です。もう一つ、有効な質問があります。疑わしいと思う治療専門家には、ＡＤＨＤの存在を信じているかどうか尋ねることです！

最初の診察以前に質問や気がかりな点を整理しておきましょう。もしそうして情報を集めたあとで、医師または治療者がＡＤＨＤであるかどうかを一五分かそれ以下の診察で診断しようとするのであれば、その診察を受けるのはやめましょう。時間をかけて、もっと質の良い医師または治療者を探しましょう。

同様に、ＯＴを雇うのであれば、専門家としての認定証明を遠慮なく求めましょう。あなたの住む地区の病院を通しての紹介を求めることもできれば、アメリカ作業療法学会（ＡＯＴＡ）を調べることもできます。ＡＤＨＤ症状のすべて（または他のほとんどの児童精神疾患）を、感覚統合問題で解釈する治療者は要注意です。ニューロフィードバックについても同様です。この分野では、バイオフィードバック認証国際同盟（ＢＣＩＡ）のような専門家のネットワークで治療者を探すことが最善策でしょう。

インターネットで宣伝されているプログラム、機器、書籍、サプリメント、あるいはクラスなどを、購入あるいは契約するときは、即断は禁物です。心を引かれたら、冷却期間を設けましょう。夜遅く、または一、二杯のワインを飲んでから、インターネットのアマゾンのサイトに進入してはいけません。

まとめ　ＡＤＨＤ産業複合体

ＡＤＨＤ産業複合体は、ＡＤＨＤの「治癒」あるいはその症状の軽減に役立つと称して販売されている治療、プログラム、サービス、および商品の拡張し続ける市場を指す私たちの用語です。それは、見込みがあるとされる万能薬から万能薬へ渡り歩くことを避けるために、買い手が自らを教育し、十分に自己制御を養わなければならない警戒を要する状況です。衝動性と不安といった特徴的問題のあるＡＤＨＤをもつ人は、無節操で無規制な事業者にとって特別だましやすい標的となりえます。彼らは奇跡の治癒をもたらすとされる薬草療法、異国風の訓練法、診断のためと称す脳スキャンなどに科学的証拠のないことをものともしません。作業療法やコーチングを含む、本章に記述した方法のいくつかは、ある人にとってすばらしい効果を発揮するかもしれません。それでもなお私たちはそれらを憶測的アプローチとしてあつかいました。それらを支持する経験的証拠が欠如していること、およびこの分野の個々の治療者の治療をおこなうやり方に、非常にばらつきがあるためです。同様に、支持する証拠は多少あるにもかかわらず、作業記憶の認知訓練も本章で取り上げました。その有効性が提供者によって誇張されてきたと、私たちは考えるからです。こうした疑わしい治療戦略には、行動療法、認知行動療法、薬物療法などのような証拠に基づく治療にもっと賢く投資できたであろう多くの時間、労力、および資金を、簡単に浪費してしまう危険が潜んでいるのです。

第十一章
結論と推奨

アメリカのＡＤＨＤ診断率は増加し続けるでしょうか

確かに増加する可能性はあります。衝撃的なことに、現時点でさえアメリカ人の少年五人に一人がＡＤＨＤと診断されており、私たちは、次の十年でこの診断率は四人に一人、また最悪の場合は三人に一人まで増加すると考えています。実は南部二、三州では、少年の診断率は、すでにそこまで高いのです。椅子からずり落ちないようしっかりつかまって、この増加に拍車をかけている強力な要因のいくつかを考えてみましょう。

- **アメリカ国内の学校の成績向上への圧力は、おさまる徴候をほとんどみせていません。**

　有名大学への入学は、とくに国内外の競争が増加し続けていることを考えれば、以前にもまして困難です。十代の若者やその家族は少しでも優位に立とうとしますので、ますます多くの家族が、大学入試やクラス分け試験での優遇を得るために、そしてまた成績を向上させることを意図して、治療薬を入手するために診断を求めるでしょう。

- **大人はＡＤＨＤの診断と治療薬のもっとも急速に成長してきた市場です。そして、子どもの診断率に追いつくための余地が十分にあります。**

　大人の診断率は、その年齢層に適当と思われる有病率にまだ達していません。

- **前学齢期の子どもは新たな市場になりつつあります。**

　二〇一一年にアメリカ小児科学会（ＡＡＰ）は、ＡＤＨＤを診断し治療を開始する年齢を引き下げるガイドラインを発表しました。それ以前の十年間のガイドラインでは、六歳以後の子どものみを対象としていましたが、あらたな規定では四歳以後にまで引き下げました。ＡＡＰはこの規定は、より年少の子どもにもこの障害を確定できる新たな証拠の出現に対応したものであるとして、できるだけ早期に治療を開始する必要があると強調しました。前学齢期の子どもの診断数を確実に増加させたもう一つの要因は、全国規模での幼稚園入園前

(pre-K/transitional-K) の教育プログラムへの多大な関心とかなりの投資です。保育園や幼稚園への入園者が増えるにつれ、さらに多くの注意散漫な前学齢期の子どもが教師の監視下で静かに坐っていることを要求されるでしょう。こうした新たな年齢層に用心深く注意を向けていないと、幼少期を過ぎた子どもの一群でのＡＤＨＤの診断数が、急激に増加する可能性があります。

• かつてないほど診断が容易になっています。

以前から続く傾向の最新段階として、二〇一三年に発行されたもっとも新しい『精神疾患の分類と診断の手引』である第五版（ＤＳＭ－５）は、ＡＤＨＤの診断のために必要とされる基準をいっそう緩和しました。たとえば、症状が最初に出現した年齢が、以前は早期小児期以前となっていたのに、今回は十二歳以前となりました。また、障害が二つ以上の状況でみられることが必要とされていたのが、現在は臨床医が二つ以上の状況でいくつかの症状を確認すればよいことになりました。十七歳以上には、以前六つの症状を確認する必要がありましたが、現在五つの症状でよいことになりました。もっとも十七歳未満は、依然として以前と同じ六つの症状が必要とされます。これらの基準の変更のいくつかは、研究による知見に基づいていますが、それでも診断の閾を下げています。

・未熟児および極小未熟児の出生数は増え続け、生存率も上昇しています。

低体重出生がＡＤＨＤの一因となることを思い出してください。一九八〇年から二〇〇六年にかけて、低体重で出生する子どもの比率が徐々にかつ着実に増加し、その後この傾向は横ばい状態になったものの全出生数の八・三％に至りました。いくつかの研究が、一九八〇年以降のより多くの女性が不妊治療を求めたことと関連している多子出産の増加が、この傾向の一因となっている、と示唆しています。一方で、単胎出産の新生児の間でも低体重出生の比率が増加しました。医療的処置が改善し、より多くの赤ん坊が危険な妊娠を生きのびることとなり、多くの赤ん坊が未熟児や低体重児として生まれます。

・医療保険の加入がより拡大し、そのため臨床医はＡＤＨＤをより多く診断し治療しやすくなります。

医療保険制度改革法（オバマケア）（ＡＣＡ）は司法の挑戦に耐えて生き残り続けた場合、ＡＤＨＤの診断を増加させる最大の刺激の一つとなる可能性があります。この新たな法律がもつ医療の利用をもっと増加させるのに決定的な影響を及ぼすことにもっとも関連のある仕組みのなかには、両親が加入している保険を若年成人にまで補償範囲を拡大すること、健康保険未加入者に罰金を課すこと、メディケイドを拡大して、そして加入前に罹患していた疾患をも補償範囲とすることがあります。

こうしたすべての要因を考慮すると、新たな治療薬の処方を含めてＡＤＨＤの診断と治療は、世界の先導者アメリカで増加し続けるであろうことはほぼ確実です。これに対抗する可能性のあるもっとも大きな要因は、見せかけの流行、とくに診断率全体を不当に増加させてきたぞんざいな診断への大衆の反発です。その反発はいくつかの方向のいずれからも出現しえます。とくに中枢神経刺激薬の濫用が増加し続け、もっとその犠牲者が増えれば、公的な警告によって専門家グループは、診断と治療を厳格化せざるをえなくなるかもしれません。同時に、全米大学入学資格試験実施会社および大学の試験監督官は、発覚した診断の不正利用に反応して、診断で得られる特別待遇のための独自の資格要件を厳格化するかもしれません。

もう一つの潜在的対抗力は、「需要ショック」と経済学者が名づけるものから生じるかもしれません。診察と治療を求めるアメリカ人の数が増加し続け、熟練した専門家の供給が先細りします。さらに、経済が再び後退期になり、とくに医療費の自己負担分が増加すると、ＡＤＨＤの診断と治療は贅沢とみなされるようになるかもしれません。

こうした対抗力すべてを考慮しても、私たちはこの増加の動きが近い将来減速することはないだろうと予測します。しかし私たちは、診断率がこの先数年間で横ばい状態になり、さらには他の諸国でみられる程度まで下降を期待するし、実現すれば歓迎するでしょう。私たちは本当に障害のある人たちが診断と治療を求めることを奨励しますが、同時に疑問のある診断の蔓衍《まんえん》を遮断するために、診断と特別待遇のための資格条件の厳格化を強く望みます。

大手製薬会社はＡＤＨＤ診断の急増にどのような影響を与えていますか

そうですね。影響の仕方を考えてみましょう。大手製薬企業は、アメリカ内外でＡＤＨＤを治療するための商品を積極的かつ巧妙に販売してきました。大手製薬会社は研究の後援をし、この分野の第一人者らに多額のコンサルタント料を払い、小児科医に治療薬の試供品を押しつけ、注意欠如・多動性障害をもつ子どもと大人の会（ＣＨＡＤＤ）のような全国的患者支持団体に多額の寄付をおこない（この団体の年次総会には、薬の商品名の旗、手提げ袋、その他製薬会社名入りの身の回り品がいっぱい並んでいます）、ＡＤＨＤをもつ子どもの母親のフェイスブックページの後援もおこなっています。しかし、一般の消費者は、治療薬を服用して一見幸せそうに用事や宿題をする子どものノーマン・ロックウェル風の情景を見せる『ピープル』などの大衆雑誌に掲載された、もっともらしい広告を見たときに多分こうした影響を受けるでしょう。

私たちの発言があまり冷笑的と思われないことを私たちは望んでいます。しかし先進国では、アメリカ合衆国とニュージーランドの二カ国のみが、製薬会社が処方薬を消費者に直接宣伝することを許可しているのです。一九九〇年代後半までは、治療薬の宣伝広告は医療専門誌でのみ見られていました。FDAはこの方針を大きく変え、競争を強め消費者の選択の幅を拡大するための方針で、消費者に向けて直接宣伝することをはるかに容易にしました。以来、消費者向け（DTC）の宣伝は、年間数十億ドル規模になりました。アメリカの製薬会社はこの機会を最大限利用したのです。

インターネットやテレビにまで広がりをみせる宣伝が、治療を利用しやすくするのに役立ち、恥や烙印《らくいん》を低減させる大きな潜在力をもつことを私たちは認めます。しかし私たちはまた、これらの宣伝が、ADHDを含めた病態の過剰診断の比率を押し上げる大きな要因となったことを心配しています。ADHD治療薬の宣伝は、高価で新しい特許を有する治療薬の発売時に盛んになり、その治療薬のより安価なジェネリック製剤が販売されると同時に減少する傾向にあります。

とくに医学専門誌は、この財源の流れから利益を得てきました。二〇一三年、『ニューヨーク・タイムズ』は、「注意欠如障害（ＡＤＤ）の販売」と題した記事で、この分野の著名な出版物*Journal of the American Academy of Child and Adolescent Psychiatry*（アメリカ児童青年精神医学会誌）が、一九九〇年から一九九三年まではＡＤＨＤ治療薬の広告はまったく掲載していなかったのに、その後の十年間、年間百ページに及ぶ広告を掲載するようになったことを指摘しました。『タイムズ』は、モンスターの着ぐるみを着た少年が毛むくじゃらのマスクをとり、カメラに向かって笑う写真付きの非中枢神経刺激薬インテュニブの二〇〇九年の広告について記述しました。この広告には「なかにはとても良い子が隠れています」という宣伝文が書かれていました。そこには、必要とされたためにその薬剤の数多くの副作用が列挙されていましたが、それは非常に細かな文字で印刷されていました。

消費者向けの他の売り込みの手口はもっと巧妙です。マクニール小児科（McNeil Pediatrics）作成のＡＤＨＤマムズ（ADHD Moms）フェイスブックは、自分の子どもへの治療薬の有用性を自慢する一見主流派の母親たちを大々的に取り上げています。このページが製薬会社によって後援されていることを知るには、緻密に眺めなければなりませんでした。「ある日の夕食後、息子は何時間も坐ってレゴで遊んでいたようでした。彼はとても幸せそうで、穏やかでした。私は夫に向かって、『うまくいったわね』といったのです」と、四人の子どもの母であり、そのページの八千人以上の「ファン」の一人であるミッシェル・グッドマン－ビーティ（Michelle Goodman-Beatty）は書きました。それ以外にも、そのページにはＡＤＨＤ治療薬は物質濫用の機会を減らすと主張する母親もいました。しかし、本書に既述したように、この主張は研究で証明されてはいません。またこのページでは、週末、休日、学校の休みにも子どもに中枢神経刺激薬を服用し続けるよう母親に薦める小児科医の意見が載っていました。しかし、この意見は、子どもに休薬期間を設けることを提案する多くのＡＤＨＤ専門家の一致した意見と、かけ離れています。

二〇〇〇年以降、ＦＤＡは、虚偽や誤解を招く宣伝のために、しばしば製薬会社を罰し、ときにはそのような宣伝を撤回するよう求めてきました。そのような広告が、治療薬の効果を偽って伝えるとか誤解を与えるとか誇張するとして、それらの削除を命じたのです。『ニューヨーク・タイムズ』が報道したように、二〇一三年初頭シャイアー（Shire）は、罰金五七五〇万ドルを支払うことに同意しました。そのなかにはヴァイヴァンス、アデラールＸＲ（AdderallXR）、そして皮膚を通して中枢神経刺激薬を吸収させる貼付薬デイトラナ（Daytrana）を含むいくつかの治療薬の不適切な宣伝（有用性の不当表示を含む）の罰も含まれています。

州政府の方針は診断の増加に、どのような影響をもたらしますか

第六章では私たちは、州政府の政策が最近の診断率の違いを生じさせる大きな要因であると記述しました。成績責任関連法（accountability legislation）によってテストの成績で順位をつけるこれらの州では、とくに低所得者層の若者の診断数が急増しました。学校が注意散漫な生徒のほとんどに診断と治療を強要したからです。

しかしさらに最近になって、いくつかの州は診断と処方の数の増加に対する反対の動きに加わり、この増大傾向を阻止するための法律を制定しました。これらの法律のいくつかは、治療薬に関連する悪評高い事件をきっかけとした、親の州当局への陳情活動に触発されました。たとえば、二〇〇〇年に広く知られた事件は、ミシガン州の郡監察医がマシュー・スミス（Matthew Smith）という名の同州の十四歳の男の子の死亡原因である心臓発作がリタリンのせいであるとした事件でした。この男の子は、亡くなる前の十年間リタリンを服用し続けていました。また同じ年、コネティカット州では、ニューカナーン学区当局がシーラ・マシューズ（Sheila Matthews）に、彼女の当時七歳であった息子がＡＤＨＤであり、薬物療法が必要であると伝え

ました。マシューズはこの指導に従わないばかりか、学校が診断に関与することには反対する同盟を共同設立しました。

州当局および州議会の反対の動きが、一九九九年に始まりました。その年コロラド州教育委員会は学校関係者に対し、行動、注意および学習に伴う問題の解決には、向精神薬ではなく学校教育による解決を図るよう、強く要請する決議案を採択しました。これに続いて、二十八の州で少なくとも四十五の法案と決議案が上程され、これらのなかには、すでに法律となったものや審議中のものがあります。

二〇〇一年に始まった、コネティカット州が先導した十四州のとくに強固な意志をもつグループは、子どもへの薬物療法を親が拒否できる権利を強化し、そのような治療を奨励する教師および学校の影響力を制限することを明確に企てる法律を制定しました。これらの州はこうした問題に、主に三つの戦略で取り組みました。まず、とくに学校職員が薬物療法を推奨することの明確な禁止、入学の条件として学校が子どもの向精神薬服用を要求することの禁止、そして子どもの薬物療法を拒否した家族が子どものネグレクトとして告発されないことの法的な保証です。

これらの法律は、大きな影響を及ぼしました。法律を制定した十四の州は、アメリカの残りの州のＡＤＨＤ診断の急速な増加に対する例外となりました。他州で診断率が急上昇を示した二〇〇三年から二〇一二年の間、これらの州ではその率は横ばいのままでした。

私たちは、この問題について、教師がＡＤＨＤをもつ子どもの評価の一端を担うべきと考えています。教師からの情報がなければ、ある生徒が診断を妥当であるとするに十分な障害を教室で示しているかどうかをまったく確認できません。その一方で、大多数の教師は薬物療法に関して、親に助言できるに足る十分な教育訓練を受けていませんし、そうすべきではありません。

女の子や女性のＡＤＨＤの現実についてもっと理解を深めるには何をする必要があるでしょうか

私たちは第六章で、症状がかなり捉えにくいため診断や治療の対象にならなかったＡＤＨＤをもつ女の子および女性に生じる可能性のある、いくつかの重大な結果を詳細に述べました。年少の女の子は（男の子に比べ）ＡＤＨＤを見つけることが比較的困難であり、また女の子には不安、うつ病、摂食障害、および自傷のような併存障害を発症する危険性がとくにあることを考えると、女性のＡＤＨＤに焦点を当てた研究やメディアの報道が、今後もっともっとなされるべきである、と私たちは考えます。とくに、精神保健専門家、学校職員、そして親は、女の子がＡＤＨＤの症状で悩む可能性があり、現に悩んでいること、そしてこのような女の子の多くの症状が重篤な衝動性や多動性でなく、統合力や集中に関わる比較的捉えにくい問題であることをもっと知るべきでしょう。

ＡＤＨＤをもつ象徴的な男の子や男性（デビッド・ニールマン、ジム・キャリー〔Jim Carrey〕、マイケル・フェルプスおよびジェームズ・カーバイル〔James Carville〕を考えてください）はかなり馴染みになりましたが、パリス・ヒルトン（Paris Hilton）の名前が話題に挙がるものの、成功をおさめたＡＤＨＤをもつ女性についても同じことがいえないといった問題があります。このことが、ＡＤＨＤに罹患しながらも幸せと成功を得るのは可能であることを示しつつ、この障害の重大な危険性を強調するのを難しくしています。この領域の認知度を上げるためには、主な証拠に基づく治療が、男の子と大人の男性に対してと同様に、女の子と大人の女性にも有効であることを強調しなければなりません。

ＡＤＨＤをもつ女性が直面する特別な困難への懸念から、この障害の再定義を含めた女性と女の子への特別な治療を推奨する精神保健専門家もいます。こうした専門家は、ＡＤＨＤをもつ女の子にもっとしばしばみられる「多弁な」行動を加えるために診断基準の症状リストを拡大すること、および女の子のＡＤＨＤ診断には必要な症状の数を少なくすることを提案してきました。

しかし、こうした変更を正当化するためには、研究者は女性の診断基準を低くすることが障害の高いレベルと結びついていることを示す必要がある、と私たちは考えます。これまでのところ、この問題に関する研究は渾沌《こんとん》としています。

ＡＤＨＤの定義の仕方をどう変更しても、ジレンマは生じます。男の子と同じ診断基準を女の子にも適用すると、多くの本当に障害されている女の子が援助を得られなくなるのなら、そうすべきではありません。他方、すでに多くの子どもが不必要に診断されている現在、これ以上の診断基準の緩和は洪水予防の防水門をもっと開ける危険性を有しています。こうしたことから、私たちは、ＡＤＨＤをもつ女の子が直面する特別な困難の認知度を上げ、彼女らの病態が同定され援助を受けられるようになるために、もっと多くのことをおこなう必要があるとは考えますが、ＡＤＨＤの診断基準を変えることにはそれほど熱心ではありません。

今日のＡＤＨＤの高い有病率は私たちの文化について何を物語っているのでしょうか、私たちが真剣に取り組む必要のある警告でしょうか

もしここまで行間を読み取ってこられたのであれば、あなたはこの問いに対する答えを容易に推測できるはずです。そうです、私たちは、それを警告と考えています。この障害の驚くべき増加率、そしてとくに全米に広がる明らかな過剰診断は、二十一世紀のアメリカ合衆国の状態を雄弁に物語っています。

前兆のいくつかは確かに肯定的なものです。ＡＤＨＤの高い有病率は、数百万世帯にのぼる家族が、自らの子どものための援助を求めて、精神疾患の烙印に立ち向かっていることを示しています。そしてその過程で、恥と沈黙はおそらく減少し始めています。高い有病率は、医師らが、以前ならば本当に障害をもたらす疾患の完全になすがままになっていた人々を、同定し支援する方法について多くを学んできたことを示しています。また、それは多くの人々が脳の多様性を解明する困難な闘いに積極的に挑んでいること、そして多くの場合、私たちはこのような差異に対して期待を修正し、そして少なくともいくつかの教室や職場では、それらを受け入れる用意があることも示しています。

それと同時に、私たちは男の子の四人に一人以上がＡＤＨＤの診断を受けることになってしまうかもしれない将来に向かって進んでいるので、今日の診断を得ることへの動機（政府援助や学校での特別待遇を含む）とは別に、私たちの進化しつつある脳と私たちの生活のいとなみの間に、大きな不釣り合いがあるかもしれないことを理解しなければなりません。また第三章でも述べたように、明確な問題はＡＤＨＤをもつ子どもの出生の相当数の一因となるかもしれない大気と水の進行しつつある汚染です。これらの高い有病率はまた、低出生体重児の高い比率を減少させるためによりよい出生前医療を提供し、多胎出産につながりかねない過度な不妊治療を抑制できるように、もっと多くのことをおこなう必要があることを物語っています。増加するＡＤＨＤの有病率は、十代の妊娠の多さを抑制し、妊婦の栄養を改善するために、私たちがもっと多くのことをする必要のあることも示しています。妊娠中の親に対する喫煙とアルコール摂取についてもっと優れた教育をおこなうことが、関連性のあるそして不可欠な行程です。

最後に、私たちがすでに示唆したように、ＡＤＨＤの増加しつつある有病率は、学校での子どもの成功をますますいちかばちかの標準化されたテストの成績で評価する教育体系を、見直し再構成すべきことを強く示しています。子どもを評価し、能力別にクラス編成し、選別するこの支配的な圧力は、より競争的で、あわただしくそして不満足な生活へと向かう、より大きな傾向の一部です。治療薬の有害作用による入院が増加し続けているにもかかわらず、カリフォルニア州の裕福な高校三年生の一〇人に四人が、中枢神経刺激薬を勉学の補助に処方してもらっている事実を思い返してみるとき、この傾向が非常に危険なことであることを理解できます。

ＡＤＨＤのあるなしにかかわらず、子どもは標準化されたテストの結果のみに焦点を当てる現在の方針を、才能と学習意欲を助成するより人間的で革新的な戦略に置き換え、個別の学習様式を受け入れてもらうために、もっと良い学校、もっと良い教師、そしてもっと良い教育政策を与えられる権利を有しています。私たちはコモン・コア（新たに導入された高い学力基準）などの高い教育水準に大賛成ですが、「高得点か、さもなければ破滅か」的政策は、この国の最貧層の子どもに急増しているＡＤＨＤの診断のような、意図されていない悪い結果を生じさせます。

この点に関し、良いニュースは、じっとしていられず飽きっぽい子どもに計画された特別待遇が、彼らのクラスメートにも最善の結果をもたらすことです。そうした変化には、暗記中心の宿題を少なくし、もっと陽性の強化刺激を与え、一日のうちでより多くの身体活動を組み入れ、課題を協同でおこなう、もっと椅子を離れておこなう活動が含まれます。注意していただきたいのは、私たちは開かれた教室といった放任主義の傾向を主張していないことです。ＡＤＨＤをもつ子どものみならずほとんどの子どもは、一般的に、思いやり、理解、そして励ましなどが高い期待と構造化と組み合わされたときにもっとも良い成果をあげます。

ＡＤＨＤの過剰診断や過小診断を防ぎ、もっとも効果的にＡＤＨＤに対処する良識のある証拠に基づいた政策は、どのようなものでしょうか

アメリカの子どもの多くが今日、ＡＤＨＤと誤診されるか、あるいは誤診でなくても治療薬を過剰投与されている事実を、はっきりと裏づける証拠があります。その重要な研究の一つは、二〇〇〇年に*Journal of the American Academy of Child and Adolescent Psychiatry*（アメリカ児童青年精神医学会誌）に発表されました。それによると、アメリカ南東部のグレート・スモーキー・マウンテンズ地域の大規模な標本となった中枢神経刺激薬を服用している子どもの半数までが、正当なＡＤＨＤの診断を受けていないことが分かりました。

問題は、評価の専門的基準がないことではありません。アメリカ小児科学会（ＡＡＰ）もアメリカ児童青年精神医学会（ＡＡＣＡＰ）も、ともに綿密な評価のための詳細な指針を公表しています。しかし、ほとんどの場合評価はこの指針どおりにはおこなわれていません。その代わりにアメリカで広く横行している実践は、一五分以下のおざなりな診察による診断で、それによって

残念ながら診断がひどく増加しただけでなく、治療を必要とする多数の子どもが見逃されてしまっているのです。

一番の問題は、ＡＤＨＤを診断する心理士そして治療薬を処方する臨床医の大多数が、十分な教育訓練を受けていないか、綿密な観察評価に対して十分な支払いを受けていないことです。こうした報酬はもっぱらこうした短時間の診察に合ったもので、診察室外で子どもの行動の総合的評価を得るために、親や教師も参加した十分な多面的評価に合うものではありません。またしばしば、これらの報酬は医師が子どもあるいは大人が、処方薬でどのようにやっているか、そして副作用のために服薬できないでいるかなどの経過を追い続けるために十分なものではありません。子どもの治療の重要な部分であるべき行動療法に関しては、ほとんどの保険会社がその費用を補償せず、この療法の教育訓練を受けた専門家の数も不足しており、そのためこの治療をおこなおうとする意欲はほとんど皆無です。

劣悪な診断の問題以外にも、本当の障害でない多くの人々が、学校や全国テスト受験の際の特別待遇の資格を得るために診断を求めることを促すような、熟慮されていない政策の問題があります。大学や試験会社は、特権が得られる資格を、誰に与えるかについて、より厳格な基準を設定する必要があります。興味深い解決策の一つが、すべての申請者に特別待遇を与える一方、彼らの試験得点は特別待遇によって得られたことを公式に発表することです。少なくともこのシナリオを用いれば、試験得点の報告書に決して記載されない特別待遇の現在の「大需要」はなくなるでしょう。

将来の診断基準のモデルとして、私たちは、北カリフォルニア地区にあるカイザー・パーマネンテ保険維持機構（ＨＭＯ）のＡＤＨＤ最善実行委員会の活動に感銘を受けています。過去二十年間、このグループの指導的な臨床医と心理士は、個人開業医に比べＨＭＯの特別な資源を利用した証拠に基づいた評価と治療のために、彼ら独自の高い質を有する規則を確立し遵守してきました。たとえば、彼らは、思春期直前期の子どもが、通常の診察室で大人に囲まれた状況よりもっと自然な環境下で、他の子どもといっしょに評価されることを推奨しています。この委員会はまた、独自に作成した標準化された様式を用いて、教師や親から情報を収集しています。もっとも優れている点は、ＡＤＨＤの評価を受けるすべての子どもは、一人の心理士、ソーシャルワーカー、あるいは治療薬を処方する医師による診察のみではなく、ＡＤＨＤによく似ている病態をすばやく同定あるいは除外するよう訓練を受け、資格を有しているチームによる診察も保障されていることです。カイザーはまた、独自の計画の一環として、少なくともいくつかの施設で親指導や行動療法を提供しています。

まとめ　将来

ＡＤＨＤ診断と治療の近年の急上昇は、少なくとも今後数年間は続くことが確実です。その理由として、最近の診断基準の緩和、政府の財政支援や教育面の特別待遇を含む診断への動機の存在、有害物質による汚染と十代の妊娠による影響、教室や職場での過度の期待を強いられる容赦のない世界的規模の競争による重圧など、数多くのものがあります。大手製薬会社もまた、ＡＤＨＤの研究に資金援助をおこない、精神保健専門家のみならず一般大衆に対しても中枢神経刺激薬を積極的に宣伝することで、この傾向を助長しています。州法と連邦法はともに、強い影響力（良くも悪くも）を持ち続けるでしょう。一方では、標準化されたテストの成績と財政支援を結びつけ、落伍者をすべて同定し治療するよう圧力をかける学校の教育政策が、とくに貧困家庭の子どものＡＤＨＤ診断率を上昇させてきました。しかし近年、教師による親への薬物療法の推奨を禁じる州法は、こうした法律のない州に比べ、この巨大な破壊力のある流れの勢いを衰えさせました。とはいえ、こうした法律は、教師が重要なＡＤＨＤの評価過程に参加できることを排除するかどうかは疑問です。

女性のＡＤＨＤが次第に知られつつあることが、近い将来に診断の増加をもたらすでしょう。このことは、従来有効である可能性のある支援を受けられなかった女の子や大人の女性にとって有益なことかもしれません。しかし、全体的にみれば、ＡＤＨＤの現在の流行は、私たちの文化がもつ有害な傾向を警告しています。これに対する強力な防御手段の一つは、第一線で活動する精神保健専門家に対する教育訓練の向上と十分な診療報酬から生まれるかもしれません。そうした努力が、ＡＤＨＤの流行をあおるぞんざいな診断を減らす一方で、専門家としての基準の遵守を改善させるのに役立ち、本当に必要としている人々に証拠に基づく治療を集中的におこなうことにつながるでしょう。

訳者あとがき

本書は、ヒンショーとエリソンによる著書 *ADHD: What Everyone Needs to Know*（Hinshaw, S.P. & Ellison, K.〔2016〕Oxford, Oxford University Press）の全訳である。著者の一人、ヒンショーは子どもの発達精神病理とくにＡＤＨＤを研究する心理学者である。現在カリフォルニア大学バークレー校の心理学教授であり、またカリフォルニア大学のサンフランシスコにある精神科の児童心理学の教授として活躍している。彼はＡＤＨＤに関する数多くの論文や著作をこれまでに発表しているが、一方で精神疾患の烙印の問題にも取り組んでいて、二〇〇七年に *The Mark of Shame, Stigma of Mental Illness and Agenda for Change* を上梓している。

エリソンは作家であり、ジャーナリストとして活躍しており、ジャーナリストとしてはピューリッツアー賞をはじめいくつかの賞を獲得している。彼女および彼女の子どもがＡＤＨＤであり、それとの関係でこれまでにＡＤＨＤに関する記事を数多く書いているし、著作も発表している。

ＡＤＨＤの専門家である心理学者と当事者である作家の共同で執筆された本書は、ＡＤＨＤに関する原因や治療についての専門的な知識を紹介しているだけでなく、ADHDと家族の関係や、学校との関係、さらにそれを取り巻く社会情勢などの話題をも取り上げている。しかも一般向けに書かれているために、多岐にわたる知識を簡潔に要領よくまとめた本になっている。本書はADHDの原因に関する最新の医学的および心理学的研究を窺ううえでも、またADHDにまつわるアメリカの直面しているさまざまな問題を知るうえでも、幅広い人々のための最適のテキストといえるであろう。

本書は、ADHDが遺伝的疾患であり、中枢神経系の神経伝達物質、特にドパミンやノルエピネフリンに関連した疾患であり、その治療には薬物療法と行動療法が中心となると説く。この見解は現在のアメリカの医学や心理学の主流の考えである。しかし、本書では、主流派の見解のみが一方的に述べられているのではない。例えば近年のアメリカでの急激なADHDの診断率の上昇は、当然ながら遺伝的要因のみによっては説明できない。著者らは、その要因として教育現場や職業上での業績向上への圧力を挙げ、それらを批判している。そして、脳の疾患としてのADHDの症状発現には、その人のおかれている環境が大きな役割を果たすとも述べ、いわゆる氏と育ちの両方が関与していると論じている。さらには、有害物質や食品添加物への曝露や低出生体重児の増加が関連しているかもしれないとし、それらに関する研究も紹介している。それだけでなく、アメリカの医療供給事情により、医療現場の粗雑で安易な診断治療が、ＡＤＨＤの診断率の増加に影響していると指摘する。ＡＤＨＤは医学的現象だけではなく、アメリカの文化社会的現象でもあるのだ。治療に関しても、薬物療法や行動療法以外のさまざまな治療法がなされている現状に触れ、それぞれの方法について妥当な見解や批判を述べている。本書は、柔軟でバランスのとれた著作となっているといえるであろう。

それにしても本書にあるように、現在のアメリカで、四歳から十七歳の子どもが、いずれかの時点でＡＤＨＤと診断される率が、一一％にもなるという数字や、二〇〇八年時点で中枢神経刺激薬の売上高が四十億五千万ドルであったのが、二〇一〇年には七十四億二千万ドルに、そして二〇一五年には百億ドルに増加しているといった数字は異常というしかない。このような事態で明らかにされているように、教育現場や職場の環境を含めた社会的要因が大きく関与しているに違いないのである。著者らは、ＡＤＨＤの急増は現在のアメリカの文化あるいは社会状況への警告であるとさえ述べている。

この急激なＡＤＨＤの診断率の増加に伴って、アメリカ社会では憂慮すべき問題が生じていると、著者らは論じている。その一つは診断に関しての問題である。著者らはＡＤＨＤを含めた子どもの精神障害を診断できる児童精神科医の不足のために、かかりつけ医や小児科医が子どもを診断し中枢神経刺激薬を処方しているが、その際の診察時間は十五分足らずであると述べている。そのため過剰診断あるいは過小診断が生じていると著者らは批判する。

次にＡＤＨＤをもたない人の中枢神経刺激薬の服用の問題がある。アンフェタミン類が正常な子どもや大人にも落ち着きを与え、覚醒度を高め、学習効果を改善するとの研究報告（Rapoport et al., 1980）がある。そうであるならば、業績向上の圧力を直に受けているＡＤＨＤをもたない人も、中枢神経刺激薬を服用しようとするはずである。ある調査ではＡＤＨＤをもたない高校三年生の八％以上がその薬を服用しており、大学生の三〇％が服用していると、本書にはある。著者らはこのような薬の濫用が学生層だけではなく、大人の特に女性の間にも広がっていると警告する。そして中枢神経刺激薬関連の合併症で救急病院を受診する者が、二〇〇五年から二〇一二年の間に三倍になっているという報告があるらしい。きわめて深刻な事態であるといわざるをえない。

さらに、診断率の上昇とともに、著者らが「ＡＤＨＤ産業複合体」と名付けるＡＤＨＤの診断や治療に関連した産業が成長してきているらしい。そして、根拠のない診断法や治療法が流布し、しかもそれらは高額で実施されているようなのである。著者らはそれらに関わらないように読者に注意を喚起している。

本書は、ＡＤＨＤには遺伝的要因が強く関与し、その症状発現には脳の神経伝達物質、特にドパミンとノルエピネフリンが関与しており、治療は、それらの活動を活発にするために薬物療法を第一選択肢として挙げているのだが、それと併用して行動療法あるいは認知行動療法をおこなうべきであると主張している。薬物は短期的な症状軽減に効果があるが、長期的には薬物療法と行動療法の効果に差はないとの報告（例えばJensen et al., 2007）がなされているからである。一時期行動療法より薬物療法がより効果があるとされていたが、長期の転帰をみる限り、薬物療法は短期的な効果しかないようなのである。このことは、われわれも知っておかねばならない。

このように本書は現在のＡＤＨＤに関連するさまざまな領域や問題に万遍なく目を配り、ＡＤＨＤの本人や家族が、現時点で診断や治療を考えるうえで、是非とも必要とする知見を提供しており、しかも簡潔にわかりやすく記述されている。わが国のＡＤＨＤに関心を持たれる方々にも、是非とも目を通していただきたい。

ところで、ＡＤＨＤには、本書でそれほど論じられていない問題がまだ残っている。そのいくつかを、読者の参考までに紹介しておきたい。一つは、ＡＤＨＤが疾患単位（entity）なのかどうかという議論が昔からあることである。明言されていないが、本書は疾患単位であるとの立場をとっているように思われる。しかし、低体重出生や食品添加物や有害物質がＡＤＨＤの原因になりうるとする説も取り上げている。もし、それが妥当な仮説ならば、ＡＤＨＤを疾患単位であるとする説はまだ確証されていない仮説にすぎなくなる。ＡＤＨＤには行為障害や学習障害などがしばしば合併することは周知の事実である。サンドバーグら（Sandberg, et al., 1978）は、多動性障害を示す子どもで他の精神障害を有しないものは二〇％程度しかなく、さらにさまざまな行動上および学習上の問題をもつ子どもも中枢神経刺激薬によく反応することなどから、多動性障害を疾患単位としてあつかうことに疑問を呈している。このことはブラッドレー（Bradley, 1950）がずっと以前に、さまざまな神経精神疾患の子どもの落ち着きのなさや多動や注意の持続困難の症状改善にアンフェタミン類は効果がある、と報告しているのに符合する。またウォーカー（Walker, 1975）もさまざまな原因で多動症状が出現することから、多動症候群は病気ではなく、いろいろな理由による病状の集合であると論じた。ローニー（Loney, 1980）もＡＤＨＤを有するといわれている子どもは、原因においても症状においても、経過においても均一のグループではないと論じた。しかし、現在このような議論はあまり注目されていない。しかし、これほどＡＤＨＤが増加していることを前提にすると、再考してよいのではないか。

もう一つは中枢神経刺激薬の効果に関しての問題である。この薬物が、本書にもあるように、短期的には子どもの症状を軽減する効果を有しているのは事実であるようだ。だが、長期的な効果はどうか。ヤンセンら（Jensen et al., 2007）の報告はすでに触れたが、もう少し以前のデータではあるものの、ウェイスら（Weiss, et al., 1975）の報告によると、メチルフェニデート使用群とクロールプロマジン使用群、さらに薬物を服用しなかった群の三群を、五年間追跡した後の転帰を比較したところ、多動の減少や心理テストの結果には差はなく、わずかに学業成績に関してメチルフェニデート群に良い結果がみられたが、それも群間での有意差がなかったとのことである。本書で触れられているＭＴＡのその後の最新の調査結果（Swanson et al., 2017）では、二十五歳になった時点での転帰をみると、持続的な薬物治療群は正常群と比較すると症状が持続しているのだが、薬物治療群と中断群の比較では、症状の軽減に差はなく、むしろ長期の薬物使用は低い身長と関連しているとのことであった。長期的服薬は、長期的な症状の軽減と関連がないらしいのであった。

ＡＤＨＤの増加には、さまざまな要因が関与していることが、本書で触れられているが、やはり診断基準の変更が大きく影響していることは否定しがたい。ワルライックら（Walraich, 1996）の報告では、ＤＳＭ－Ⅲ－ＲからＤＳＭ－Ⅳに診断基準が変更になったときに、同じ対象群にこの二つの診断基準を用いて診断したところ、ＡＤＨＤと診断されるものがＤＳＭ－Ⅳでは五七％増加したそうである。二〇一五年に出版されたＤＳＭ－５では、いっそう診断基準が緩められた。それによってますます増加することは明らかで、本書でも男の子の四人に一人、さらには三人に一人が、ＡＤＨＤと診断されるようになると述べられている。男の子の三人に一人の割合の有病率のある慢性疾患は本当に存在するのであろうか。それとも幻影なのであろうか。

最後に、ＡＤＨＤは大人にまで持続する病態であるとされており、本書でもそう説かれている。だが、それについてもまだ解決していない問題がある。子どものころからの継続群よりも、大人になってＡＤＨＤの症状を示すようになる群のほうが多いとする報告（Moffitt et al., 2015）やルーマニアの重度の劣悪環境で養育された例では、大人になってからＡＤＨＤを発症するという報告（Kennedy et al., 2016）があり、もしかしたら大人のＡＤＨＤといわれる状態と子どものＡＤＨＤは違うのかもしれないとの議論がある。ＡＤＨＤが神経発達障害であるとの仮説を確証するためにも、この問題は今後もっと研究されるべきであるだろう。

このように、ＡＤＨＤに関してはまだまだ議論が続いている問題がいくつかあり、しかもそれらが診断や治療に関連することなので、今後もわれわれは研究の進展に注目していなければならない。

ここまではアメリカを中心とする世界の中でのＡＤＨＤの実情であった。わが国の事情についても、訳者の眼についた限りで触れておきたい。ＡＤＨＤあるいは多動症候群はわが国ではかつてはそれほど積極的に研究される病態ではなかった。上林ら（Kanbayashi, et al., 1994）が一九九四年に四歳から十二歳までの子どものＡＤＨＤの有病率を母親に対する質問紙による調査を基に発表している。それによると、全体でＡＤＨＤの診断基準に合致する子どもは七・七％であった。ただし、男の子で四歳から六歳までが一二・六％、七歳から九歳までが一三・七％、十歳から十二歳までが五・五％となっていた。そして、女の子ではそれぞれの年齢層で、七・九％、二・五％、二・三％であったという。また、ＡＤＨＤに該当するとされた子ども三十四人の四・三％が、教師によりそうであると評価されたそうである。母親は子どもの落ち着きのなさを過剰に評価するようである。

このころから児童精神科医の間ではＡＤＨＤの存在を認めつつも、アメリカほどには注目を集めることもなく、また治療にも積極的でなかった。もちろん限られた医師が症状の重い症例を診察していたのだが、それらにはメチルフェニデート（ＡＤＨＤに保険の適応はなかった）や抗精神病薬あるいはバルプロ酸などの抗てんかん薬を使用して、治療していたのではないであろうか。

わが国でのＡＤＨＤに関する成書は、上林ら（上林ほか、２００３）のものが最初かと思われる。しかし、その時点でも、ＡＤＨＤの治療は一般の医療機関でおこなわれておらず、一部の専門家が治療に関与していたにすぎない。事態が変化したのは、二〇〇七年で、その年にメチルフェニデートがナルコレプシー以外の疾患に使用することが禁止され、医師は戸惑いを覚えたはずである。そして二〇〇八年にメチルフェニデートの徐放剤が、わが国で初めてＡＤＨＤの治療薬として発売され、以後ＡＤＨＤの治療が一般的におこなわれるようになったといってよい。ＡＤＨＤの治療薬は、二〇〇七年の第一四半期の売上高が一億円であったが、それ以後売上高は二次関数的に上昇し、二〇一一年の第四四半期には二十三億円になった。そして二〇一七年には年間で四百億円以上にまで上昇しているのである。二〇〇九年にアトモキセチンが、そして二〇一七年にグアンファシン除放剤が発売され、精神科の開業医や小児科医によっても、子どもや大人のＡＤＨＤの治療が積極的におこなわれているようである。

ところで、わが国のＡＤＨＤの有病率や治療経過の調査はほとんど実施されていないようである。管見によれば、相馬行雄ら（Soma et al., 2009）が三歳から六歳の幼稚園児を対象に、親と幼稚園の教師に質問紙を送って調査した報告をおこなっているが、それによると、親の評価では三一・一％の子どもが、教師の評価では四・三％の子どもがＡＤＨＤの症状をもつとされた。この調査では、親の評価がほとんど当てにならないことは明らかである。それ以外には小学生を対象とした調査はおこなわれていないし、ましてや中学生の調査もおこなわれていない。

小学生に関しては二〇一二年に文部科学省が学校に教師の評価に基づく通常学級に在籍している子どもの発達障害の出現率を調査している。それによると、注意の問題、衝動性および多動の特徴をもつ子どもは、三・一％であったとのことである。学校の関心はすこぶる高く、校内でチェックリストを使用して、子どもの状態を評価している学校はかなり多いのではないかと推測される。

さて、わが国でもＡＤＨＤの薬物治療が一般的におこなわれるようになってはいるものの、その実態がどのようなものであるかの調査はまだおこなわれていない。しかし、その実態は本書で紹介されているアメリカでの実態よりはるかに貧弱ではないかと思われる。子どもの精神障害を診察する児童精神科医の数は、アメリカに比べて著しく少ないし、そこでの新規の受診は数カ月、時には一年以上またねばならないと聞く。また、大人のＡＤＨＤの診察は増えているのであるが、それらの実態は不明である。専門家がどれほどいるのであろうか。治療に関しても、本書にあるような行動療法やペアレントトレーニングをおこなっているところはあるようであるが、限られた場所でしかおこなわれていないようである。このような事態に対処するためには、専門家の養成や医療体制の整備が不可欠なのであるが、これはわが国の施策の改善を待つしか解決の方法がない。

最後に本訳書の出版の経過を述べておかねばならない。ＡＤＨＤに関連する論文は目がくらむほどあり、専門家でもとてもすべてに目が通せない。著作も次々に出版されて、手に取る暇非ずの状況である。そして、諸書の内容も様々である。原本は現時点でのＡＤＨＤのアメリカを中心とする諸事情を一般向けに、しかもデータに基づいて紹介しており、わが国の読者にも、知識を整理するうえで極めて有用であるとの判断があった。本書の訳は林がまず訳稿を作り、それに石坂が朱を入れて原稿が出来上がったのである。本書が一般読者を対象としているので、なるべく読みやすいように心がけたが、目的が達せられたかどうか、いささか心もとない。

出版に際しては、星和書店編集部の桜岡さおりさんに多大なるお世話をいただいた。心より感謝申し上げます。出版日の予定があるのに、石坂の原稿が遅れるなど、やきもきさせたのではないかと恐れている。後は多くの読者の手に渡ることを切に願うばかりである。

平成三十年二月三日　節分

石坂好樹

※以下の索引と文献は後ろから参照してください

索　引

〈人名索引〉

〈事項索引〉

か

さ

た

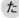

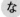

は

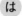

ら

わ

文　献

Recommended Books

Ashley, S. (2005). *The ADD and ADHD Answer Book: Professional Answers to 275 of the Top Questions Parents Ask*. Naperville, IL: Sourcebooks.

Barkley, R. A. (2000). *Taking Charge of ADHD: The Complete, Authoritative Guide for Parents*. New York, NY: Guilford Press.

Barkley, R. A. (2012). *Executive Functions: What They Are, How They Work, and Why They Evolved*. New York, NY: Guilford Press.

Barkley, R. A. (2013). *Defiant Children: A Clinician's Manual for Assessment and Parent Training*. New York, NY: Guilford Press.

Barkley, R. A. (Ed.). (2015). *Attention Deficit Hyperactivity Disorder: A Handbook for Diagnosis and Treatment* (4th ed.). New York, NY: Guilford Press.

Beauchaine, T. P., & Hinshaw, S. P. (2013). *Child and Adolescent Psychopathology* (2nd ed.). Hoboken, NJ: Wiley.

Beauchaine, T. P., & Hinshaw, S. P. (Eds.). (2015). *Oxford Handbook of Externalizing Spectrum Disorders*. New York, NY: Oxford University Press.

Brown, T. E. (2013). *A New Understanding of ADHD in Children and Adults: Executive Function Deficits*. New York, NY: Routledge.

Brown, T. E. (2014). *Smart but Stuck: Emotions in Teens and Adults with ADHD*. San Francisco, CA: Jossey-Bass/Wiley.

Denevi, T. (2014). *Hyper: A Personal History of ADHD*. New York, NY: Simon & Schuster.

Ellison, K. (2010). *Buzz: A Year of Paying Attention*. New York, NY: Hyperion Voice.

Greene, R. (2005). *The Explosive Child: Understanding and Helping Easily Frustrated, "Chronically Inflexible" Children.* New York, NY: Harper Paperbacks.

Hallowell, E., & Jensen, P. S. (2010). *Superparenting for ADD: An Innovative Approach to Raising Your Distracted Child.* New York, NY: Ballantine.

Hallowell, E., & Ratey, J. (2011). *Driven to Distraction: Recognizing and Coping with Attention Deficit Disorder* (Rev. ed.). New York, NY: Anchor.

Harris, J. R. (1998). *The Nurture Assumption: Why Children Turn Out the Way They Do.* New York, NY: The Free Press.

Hinshaw, S. P. (2007). *The Mark of Shame: Stigma of Mental illness and an Agenda for Change.* New York, NY: Oxford University Press.

Hinshaw, S. P. (2009). *The Triple Bind: Saving Our Teenage Girls From Today's Pressures.* New York, NY: Ballantine.

Hinshaw, S. P., & Scheffler, R. M. (2014). *The ADHD Explosion: Myths, Medication, Money, and Today's Push for Performance.* New York, NY: Oxford University Press.

Mate, G. (1999). *Scattered: How Attention Deficit Disorder Originates and What You Can Do About It.* New York, NY: Penguin.

Mischel, W. (2014). *The Marshmallow Test: Mastering Self-Control.* New York, NY: Little, Brown.

Monastra, V. J. (2005). *Parenting Children With ADHD: 10 Lessons That Medicine Cannot Teach.* Washington, DC: American Psychological Association.

Nadeau, K. G., Littman, E. B., & Quinn, P. O. (2015). *Understanding Girls With ADHD* (2nd ed). Washington, DC: Advantage Books.

Neven, R. S., Anderson, V., & Godber, T. (2002). *Rethinking ADHD: Integrated Approaches to Helping Children at Home and School.* Crows Nest, Australia: Allen & Unwin.

Newmark, S. D. (2010). *ADHD Without Drugs: A Guide to the Natural Care of Children With ADHD.* Tucson, AZ: Nurtured Heart.

Nigg, J. T. (2006). *What Causes ADHD: Understanding What Goes Wrong and Why.* New York, NY: Guilford Press.

Pera, G. (2008). *Is It You, Me, or Adult A.D.D.? Stopping the Roller Coaster When Someone You Love Has Attention Deficit Disorder.* San Francisco, CA: 101 Alarm Press.

Pfiffner, L. J. (2011). *All About ADHD: The Complete Practical Guide for Classroom Teachers* (2nd ed.). New York, NY: Scholastic Professional Books.

Power, T. J., Karustis, J. L., & Habboushe, D. F. (2001). *Homework Success for Children With ADHD: A Family-School Intervention Program.* New York, NY: Guilford Press.

Quinn, P. (2011). *100 Questions and Answers About Attention Deficit Hyperactivity (ADHD) in Women and Girls.* Sudbury, MA: Quinn & Bartlett.

Ratey, J. J., with Hagerman, E. (2008). *Spark: The Revolutionary New Science of Exercise and the Brain.* New York, NY: Little, Brown.

Rose, L. T., with Ellison, K. (2013). *Square Peg: My Story and What It Means for Raising Innovators, Visionaries, and Out-of-the-Box Thinkers.* New York, NY: Hyperion.

Safren, S. A., Sprich, S., Perlman, C. A., & Otto, M. W. (2005). *Mastering Your Adult ADHD: A Cognitive-Behavioral Treatment Program.* New York, NY: Oxford University Press.

Solanto, M. V. (2011). *Cognitive-Behavioral Therapy for Adult ADHD: Targeting Executive Dysfunction.* New York, NY: Guilford Press.

Sparrow, E. P., & Erhardt, D. (2014). *Essentials of ADHD Assessment for Children and Adolescents.* Hoboken, NJ: Wiley.

Taylor, B. E. S. (2007) *ADHD and Me: What I Learned From Lighting Fires at the Dinner Table.* Oakland, CA: New Harbinger.

Taylor, J. F. (2006). *The Survival Guide for Kids With ADD or ADHD.* Minneapolis, MN: Free Spirit.

Tuckman, A. (2009). *More Attention, Less Deficit: Success Strategies for Adults With ADHD.* Plantation, FL: Specialty Press.

Wilens, T. E. (2008). *Straight Talk About Psychiatric Medications for Kids* (3rd ed.). New York, NY: Guilford Press.

Wright, S. D. (2014). *ADHD Coaching Matters: The Definitive Guide.* College Station, TX: ACO Books.

Journals That Feature Primary Research Articles About ADHD

ADHD Attention-Deficit and Hyperactivity Disorders
JAMA Psychiatry
Journal of Abnormal Child Psychology
Journal of Attention Disorders
Journal of Child Psychology and Psychiatry
Journal of Clinical Child and Adolescent Psychology
Journal of Consulting and Clinical Psychology
Journal of the American Academy of Child and Adolescent Psychiatry

Internet Resources

Centers for Disease Control: http://www.cdc.gov/ncbddd/adhd/

National Institute of Mental Health: http://www.nimh.nih.gov/health/publications/attention-deficit-hyperactivity-disorder/index.shtml

Children and Adults with Attention-Deficit/Hyperactivity Disorder (CHADD), offering news about the advocacy group and articles of interest: https://www.google.com/webhp?sourceid=chrome-instant&ion=1&espv=2&ie=UTF-8#q=chadd

ADDitude Magazine online (CHADD's national magazine): http://www.additudemag.com/index.html/

National Resource Center on ADHD (a project of CHADD): http://www.help4adhd.org/

ADHD Coaches Organization: http://www.adhdcoaches.org/

American Academy of Child and Adolescent Psychiatry Provider Finder: http://www.aacap.org/AACAP/Families_and_Youth/Resources/CAP_Finder.aspx

訳者あとがき文献

Bradley, C.（1950）. Benzedrine and Dexedrine in the treatment of children's behavior disorders. *Pediatrics,* 5, 24-37.

Jensen, P.S., Arnold, E., Swanson, J.M. et al.（2007）. 3-year follow-up of the NIMH MTA study. *Journal of the American Academy of Child and Adolescent Psychiatry,* 46, 989-1002.

Kanbayashi, Y., Nakata, Y., Fujii, K. et al.（1994）. ADHD-related behavior among non-referred children: Parents' ratings of DSM- Ⅲ -R symptoms. *Child Psychiatry and Human Development,* 25, 13-29.

上林靖子 , 斎藤万比古 , 北道子（2003）. 注意欠陥多動性障害— ADHD —の診断・治療ガイドライン . 東京, じほう .

Kennedy, M., Kreppner, J., Knights, N. et al.（2016）. Early severe institutional deprivation is associated with a persistent variant of adult attention-deficit/hyperactivity disorder: Clinical presentation, developmental continuities and life circumstances on the England and Romanian Adoptees study. *Journal of Child Psychology and Psychiatry,* 57, 1113-1125.

Loney, J.（1980）. Hyperkinesis comes of age: What do we know and where should we go? *American Journal of Orthopsychiatry,* 50, 28-42.

Moffitt, T. E., Houts, R., Asherson, P. et al.（2015）. Is adult ADHD a

childhood-onset neurodevelopmental disorder? Evidence from a four-decade longitudinal cohort study. *American Journal of Psychiatry,* 172, 967-977.

Rapoport, J. L., Buchsbaum, M. S., Weingartner, H. et al. (1980). Dextroamphetamine: Its cognitive and behavioral effects in normal and hyperactive boys and normal men. *Archives of General Psychiatry,* 37, 933-943.

Sandberg, S. T., Rutter, M., Taylor, E. (1978). Hyperkinetic disorder in psychiatric clinic attenders. *Developmental Medicine and Child Neurology,* 20, 279-299.

Soma, Y., Nakamura, K., Oyama, M. et al. (2009). Prevalence of attention-deficit/hyperactivity disorder (ADHD) symptoms in preschool children: Discrepancy between parent and teacher evaluations. *Environmental Health and Preventive Medicine,* 14, 150-154.

Swanson, J. M., Arnold, L. E., Molina, B. S. G. et al. (2017). Young adult outcomes in the follow-up of the multimodal treatment study of attention-deficit/hyperactivity disorder: Symptom persistence, source discrepancy, and height suppression. *Journal of Child Psychology and Psychiatry,* 58, 663-678.

Walker, S. (1975). Drugging the American child: We're too cavalier about hyperactivity. *Journal of Learning Disabilities,* 8, 354-358.

Walraich, M. L., Hanah, J. N., Pinnock, T. Y. et al. (1996). Comparison of diagnostic criteria for attention-deficit hyperactivity disorder in a county-wide sample. *Journal of the American Academy of Child and Adolescent Psychiatry,* 35, 319-324.

Weiss, G., Kluger, E., Danielson, U. et al. (1975). Effect of long-term treatment of hyperactive children with methylphenidate. *CMA Journal,* 112, 159-165.

■著者紹介

ステファン・P・ヒンショー（Stephen P. Hinshaw Ph.D.）

児童青年期の障害についての国際的に認められた研究者である。また精神疾患のスティグマに取り組んだ研究もおこなっている。280以上の研究論文を発表し，12冊の著書がある。リチャード・シェフラー（Richard Scheffler）と共同執筆の近著に，*The ADHD Explosion: Myths, Medication, Money, and Today's Push for Performance*がある。UCバークレー校の心理学教授であり，UCサンフランシスコの精神科心理学部心理学科の副学長を務める。

キャサリン・エリソン（Katherine Ellison）

ピューリッツァー賞を受賞した記者であり，いくつかの著書がある。神経科学，学習障害，および教育について執筆している。著書に*The Mommy Brain: How Motherhood Makes You Smarter*および*Buzz: A Year of Paying Attention*などがある。

■訳者紹介

石坂好樹（いしさか　よしき）

兵庫県出身。1973年京都大学医学部を卒業後，公立豊岡病院で勤務ののち，1981年から京都大学医学部付属病院勤務，2005年から京都桂病院勤務，2016年から児童心理治療施設ももの木学園に勤務，現在に至る。専攻は臨床精神医学，児童青年精神医学。著書：『月光のプリズム—心理療法から見た心の諸相—』，『自閉症考現箚記』，『自閉症とサヴァンなひとたち』（以上，星和書店）ほか，訳書：『ハイパーアクティブ：ADHDの歴史はどう動いたか』（星和書店，共訳）ほか多数。

林 建郎（はやし　たけお）

東京都出身。1970年上智大学外国語学部英語学科卒業。1970 − 99年一部上場企業の海外駐在員として勤務後，現在，科学技術専門翻訳家（英語，仏語）。訳書：『孤独な人が認知行動療法で素敵なパートナーを見つける方法』（星和書店）ほか多数。

誰もが知りたいADHDの疑問に答える本

2018年3月4日　初版第1刷発行

著　者　ステファン・P・ヒンショー，キャサリン・エリソン
訳　者　石坂好樹，林 建郎
発行者　石 澤 雄 司
発行所　株式会社星 和 書 店
〒168-0074　東京都杉並区上高井戸1-2-5
電 話　03（3329）0031（営業部）／03（3329）0033（編集部）
FAX　03（5374）7186（営業部）／03（5374）7185（編集部）
http://www.seiwa-pb.co.jp
印刷・製本　中央精版印刷株式会社

Printed in Japan　ISBN978-4-7911-0976-0

石坂好樹の本

Hyperactive
The Controversial History of ADHD
Matthew Smith

ハイパーアクティブ：ADHDの歴史はどう動いたか

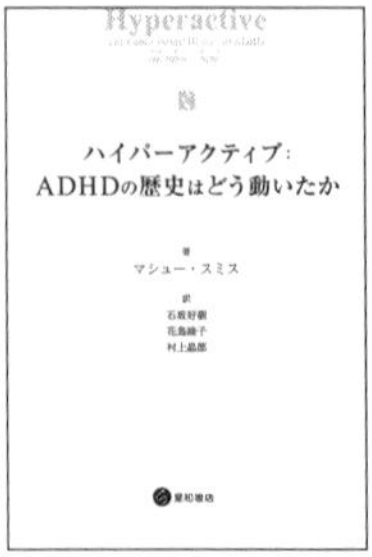

マシュー・スミス 著
石坂好樹，花島綾子，村上晶郎 訳

四六判　392p
定価：本体 2,700円＋税

ADHD と診断される人の数は世界的にみても増加の一途をたどっている。この急増の原因は何だろうか。著者はこの病態が歴史的に医学界でどのように扱われてきたかを丁寧に読み解く。多動衝動性障碍、器質的脳症候群、行動化、微細脳損傷、児童期の多動性反応、微細脳機能不全、注意欠如障碍（ADD）、注意欠如・多動性障碍（ADHD）など、その用語も様々である。世界規模での時代のうねりに揉まれ、文化的背景に彩られ、ADHD の歴史がどのように動いたのか——壮大なストーリーで、様々な要因がからみあう様が、謎解きのような面白さで描かれる。まさに ADHD の歴史を描いた決定版。ADHD について一挙に理解を深めることができる。ADHD の知識を整理するのにも最適な一冊。

発行：星和書店　http://www.seiwa-pb.co.jp